KB119862

자궁
리셋

여성의 모든 질환은 자궁 때문이다

자궁 리셋

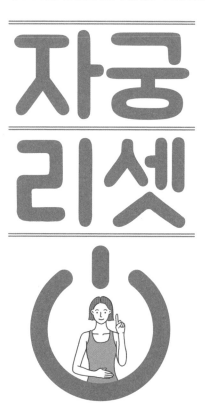

김윤희 지음

위즈덤하우스

자궁을 살리면
몸 전체가 살아납니다

"약을 먹으면 증상이 낫는 거 같다가도 재발을 자주 하네요.
마지막이라는 심정으로 찾아왔어요. 방법이 있을까요?"

그동안 한의사로 임상을 시작하여 어느덧 거의 20년이 다 되어가는데
요. 저를 찾아오는 환자분들 중에는 이와 같이 좀처럼 낫지 않는 증상으
로 병원을 전전하다 한방치료에 희망을 걸고 찾아왔다고 하시는 경우가
많습니다. 여성들 대부분은 잘 체하고 소화가 잘 안 된다며 내과에 다
니고, 월경전증후군과 월경통으로 산부인과에 다니고, 얼굴에 좁쌀 여
드름이 올라와서 피부과 치료를 받습니다. 게다가 비타민, 유산균, 프로
폴리스, 양파즙 등 몸에 좋다는 건강보조식품도 많이 챙겨 먹습니다. 그
런데 왜 항상 몸이 힘들까요? 왜 여러 질환들이 돌아가며 괴롭힐까요?

여성의 몸은 남성과 달리 자궁이 건강의 99%를 좌우한다고 해도 과

언이 아닙니다. 월경통이나 질염, 질건조증 등 여성질환뿐만 아니라 근육통, 위장병, 비만, 피부병 등의 일반질환까지 자궁부터 개선해야 근본적인 치료가 가능합니다. 그러나 이 점을 알고 있는 분들이 많지 않죠. 여성의 질병은 남성과 달리 자궁을 중심으로 두고 복합적으로 접근해야 한다는 사실부터 아셔야 합니다.

특히 저는 자궁을 8가지 체질로 나눠 치료하는 법을 개발했는데요. 《동의보감》과 무수한 한의학 서적에 기록된 자료들을 토대로 현대 의학적으로 재해석한 내용입니다. 처음 이 자궁체질에 대해 듣는 환자분들은 '어? 이런 말 처음 들어보는데요'라며 신기해하지만, 곧 그 효과를 체험하면 '아… 그래서 제가 자꾸 재발했던 거군요' 하며 신뢰를 보입니다.

여성은 자궁의 건강 여부에 따라, 즉 혈액, 온도, 습도, 점액과 수분의 상태에 따라 8가지 체질로 나눠질 수 있습니다. 그 8가지 체질이란 자궁냉체질, 자궁울체체질, 자궁혈허체질, 자궁어혈체질, 자궁한습체질, 자궁습열체질, 자궁습담체질, 자궁건조체질을 말합니다. 같은 질병이라 하더라도 이 자궁체질에 따라 증상과 원인이 다르고 처방이 달라집니다. 오장육부가 균형적일 때는 질병을 일으키지 않지만 한쪽으로 치우친 상태면 질병이 생기기 쉽습니다. 몸의 밸런스를 맞춰주는 자궁체질 개선 치료를 받아야 근본적으로 치료할 수 있습니다.

그동안 내원하는 환자분들과 동료 한의사분들로부터 '자궁 8체질을 소개하는 책이 있으면 좋을 것 같아요' '평소 생활에서 적용해볼 수 있는 자궁체질 개선법을 더 알고 싶어요' 등의 이야기를 많이 들어왔습니다. 저 또한 한 명이라도 더 이 '자궁 8체질 건강법'을 알고 좀 더 건강하고 행복한 삶을 살게 되길 바라는 마음으로 이 책을 집필하게 되었습니다. 그동안 수많은 여성 환자들을 치료해온 경험을 바탕으로 그녀들의 자궁체질을 개선할 수 있었던 노하우를 이 책 한 권에 담았습니다.

1부에서는 자궁 8체질에 대한 소개와 함께 자신의 자궁체질이 무엇인지 알아볼 수 있는 자가 테스트를 담았습니다. 2부에서는 각 체질별 가장 잘 나타나는 주요 질환 3가지를 자세히 들여다보면서 사례와 처방을 풍부하게 담았습니다. 그리고 혈자리 지압법, 운동법, 생활습관 개선법, 식이요법, 좋은 차 음용법을 각 체질마다 제시해, 독자가 실생활에서 바로 적용해볼 수 있도록 구성했습니다.

의사가 한약이나 침으로 치료를 도와주는 것은 맞지만, 환자가 어떻게 생활 관리를 하는지에 따라서 치료 속도를 더 빠르게 할 수 있고, 재발 가능성을 더 줄일 수 있습니다. 이 책에서 안내하는 대로 자궁 리셋 프로젝트를 잘 지켜나가다 보면 하루하루 증상이 호전되고 예전과 달리 몸의 밸런스가 갑자기 깨지는 일이 사라질 것입니다.

자궁이 건강한 여자는 다른 곳도 아프지 않습니다. 이제부터 시작입니다. 자궁을 건강한 상태로 되돌려 몸 전체를 되살리는 '자궁 리셋' 프로젝트의 효과를 몸소 체험해보시기 바랍니다.

차례

1

내 몸을 살리는 것은 자궁이다

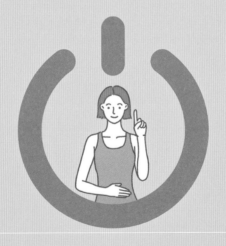

어깨 통증이
자궁 때문이다?

"저는 질염과 방광염이 자주 재발해요."

"얼마나 자주 재발하세요?"

"예전엔 한 달에 한 번씩 재발하더니 요즘은 2~3번씩 재발을 해요.
두 증상이 번갈아서 나타나니 너무 힘들어요."

"그동안 어떻게 관리하셨어요?"

"그때마다 항생제를 먹었어요. 이제는 그것도 효과를 보지 못해요. 왜
그런가요? 면역력이 떨어져서 그런가요? 항생제 내성이 생겨서 그런
가요?"

"그것도 어느 정도는 맞지만, 염증이 잘 생기는 '자궁습열체질' 때문
입니다."

"염증이 잘 생기는 자궁체질이 있다고요?"

다들 처음 듣는 단어라며 신기한 듯 쳐다봅니다.

염증이 잘 생기는 '자궁습열체질'은 질염이나 방광염뿐만 아니라 구내염, 설염, 편도선염, 위염, 피부염 등도 잘 생기는 체질입니다. 다시 말하면 면역력을 올리는 것도 중요하지만, 자궁체질을 정상체질로 바꾸어 더 이상 염증이 생기지 않도록 개선하는 것이 더 근본적인 치료라고 할 수 있습니다.

이때 또 다른 패널이 다음과 같이 질문했습니다.

> "그럼, 저는 어깨 근육통이 잘 생기는데 이것도 자궁과 관련이 있다는 말씀이신가요?"
>
> "네, 맞습니다."
>
> "네? 어깨 근육통이 자궁과 관련이 있다고요?"

이때, 다들 눈이 휘둥그레졌습니다. 대부분 근육통은 단순히 근육이 뭉쳐서 생긴 통증이지 자궁과는 상관이 없을 거라고 생각하고 있기 때문입니다. 근육이 잘 뭉치는 체질은 자궁에 노폐물이 많은 '자궁습담체질'입니다. 노폐물이 잘 배출되지 않고 근육과 지방에 잘 쌓이기 때문에 부종이 잘 생기고 살도 잘 찌지요. 그래서 근육통이 잘 생기는 분들은 정상체중보다는 과체중인 분들이 훨씬 많습니다. 근육통 치료를 위해 아무리 치료를 받아도 자궁 속 노폐물이 제거되지 않으면 근육에 노폐물이 쌓이면서 또다시 통증이 재발할 수밖에 없습니다.

필자는 2017년 SBS 〈좋은아침〉 프로그램에서 '자궁 8체질'에 대해서 강의를 한 적이 있는데요. 여성들의 건강은 바로 자궁의 8가지 체질에 따라서 질병이 다르게 나타나고, 제대로 치료하기 위해서는 이 자궁 8체질의 개선이 중요하다는 내용이었습니다.

이 방송을 본 많은 시청자들이 필자의 한의원 홈페이지에 있는 '자궁 8체질 검사'를 진행하고 본인들의 질병을 치료하고자 수없이 찾아오셨습니다. 필자의 자궁 8체질 진단과 치료법이 그만큼 공감을 얻었다고 할 수 있습니다.

월경통, 질염 등 여성 질환부터 근육통, 위장병, 비만, 피부 문제 등 일반적인 질환까지 이 모든 증상은 '자궁의 건강'과 관련이 있습니다. 한마디로, 자궁이 건강해야 여성의 몸 전체가 건강할 수 있다는 말입니다. 필자는 여성에게 있어 자궁은 단순히 월경, 임신과 출산만을 위한

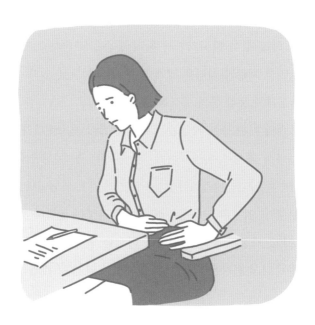

기관이 아니라 '여성 건강의 뿌리요, 생명의 에너지'라고 할 정도로 중요하다고 생각합니다.

한의학에서 자궁(子宮)은 '포(胞)' 혹은 '혈실(血室)'이라고 하는데, 자궁은 '자식의 집이요, 궁궐'이라는 뜻이고, 포는 '싸고 있는 주머니'라는 뜻이고, 혈실은 '피가 머물러 있는 집'이라는 뜻입니다. 즉 월경혈이 조금씩 머물렀다가 차오르면 나가게 되는 집과 같은 곳이면서, 아기를 감싸서 키우고 자라게 해주는 주머니와도 같은 곳이라고 할 수 있습니다.

그런데 자궁은 과연 임신과 출산만을 위한 속이 빈 주머니 모양의 근육덩어리일까요? 그러니 임신과 출산을 하지 않는다면 적출 수술로 떼어내도 되는 단순 해부학적인 기관일 뿐일까요? 아닙니다. 자궁적출 수술을 한 여성의 다양한 후유증을 보면 얼마나 자궁이 중요한 장기인지를 알 수 있는데요. 수술 후엔 흔히, 아랫배가 차가워지면서 손발이 차가워지고, 허리 힘이 떨어지면서 허리 통증을 유발하고, 다리에 기운이 없어지면서 저림과 시림을 겪게 되고, 전체적으로 체력이 약해지면서 의욕상실과 우울감 등의 증상을 호소합니다.

우리 몸속의 기관 중에 자궁만큼 혈액을 많이 저장했다가 외부로 소모하고 또다시 재생이 되는 기관은 없습니다. 즉, 여성들에게 있어서 전신 혈액순환은 자궁에 달려 있다고 해도 과언이 아닙니다.

이제 이 책을 읽는 여러분들은 여성에게 자궁이 얼마나 소중한지 알게 될 것이고, 자궁의 문제가 얼마나 다양한 질병을 유발하는지, 어떻게 관리해야 다시 건강을 되찾을 수 있는지도 알게 될 것입니다.

❷ 남성과 달리 여성의 몸은 자궁이 99%이다

여성은 남성에 비해서 병이 복합적이고 또 자주 걸리기가 쉽습니다. 그 이유는 여성에게 중요한 자궁이 많은 역할을 하기 때문입니다.

《동의보감》 내경편에 보면, "열 명의 남자를 치료하기보다 한 명의 여자를 치료하기 어렵다"라고 기록되어 있습니다. 왜 여성에게는 남성보다 질병이 다양하고 자주 발생할까요? 바로 매달 하는 월경 때문에 기혈의 순행이 일정하지 않기 때문입니다. 여성의 몸은 임신과 출산을 위해 최적화되어 있기 때문에 초경부터 폐경할 때까지 약 35년간 한 달에 한 번씩 월경을 하게 됩니다. 당연히 우리 몸의 곳곳에 영양분을 전달해야 할 혈액이 부족해지면 빈혈뿐만 아니라 기력 저하, 면역력 저하의 '자궁혈허체질'이 됩니다. 혈액이 더 부족해지면 영양성분뿐만 아니라 점액과 수분까지 부족해지는 '자궁건조체질'이 됩니다. 또한 월경

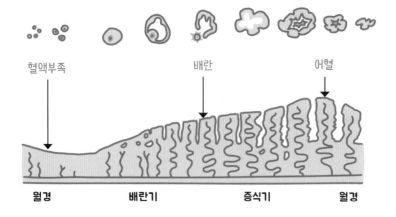

| 혈액부족 | | 배란 | | | 어혈 |
| 월경 | 배란기 | | 증식기 | | 월경 |

혈이 제대로 배출되지 못하면 죽은 혈액의 찌꺼기인 어혈이 각종 자궁 질환을 만들기 쉬운 '자궁어혈체질'이 됩니다.

게다가 임신과 출산이라는 급격한 호르몬의 변화를 겪게 되면서 각 종 질병에 노출될 기회가 더 많습니다. 특히 출산 과정에서 기혈의 소모가 많아 질환이 생기기 쉽습니다. 여성의 근육과 뼈는 출산을 위해 단단하기보다 유연성이 좋게 진화되었습니다. 근육과 뼈가 약하기 때문에 출산 후 차가운 냉기가 몸속으로 들어가게 되면 산후풍뿐만 아니라 관절질환이 생기기 쉬운 '자궁냉체질'이 됩니다.

한의학에서 '남성은 양체(陽體), 여성은 음체(陰體)'라고 합니다. 남성은 양기(陽氣)가 많아서 기혈의 순환이 잘되지만, 여성은 음기(陰氣)가 많아서 혈액순환이 잘되지 않기 때문에 노폐물이 잘 배출되지 않고 정체되기 쉽습니다. 남성은 밝고 환한 곳을 좋아하고 활동적인 경향이 있습니다. 반면에 여성은 어둡고 조용하고 습한 곳을 좋아하고 활동력이 적은 편입니다. 그래서 여성은 몸에 습한 기운이 생겨 살이 잘 붓고 잘 찌는 '자궁습담체질'이 되기 쉽습니다. 거기에 차가운 냉기가 많아지게 되면 하체에 노폐물이 많은 '자궁한습체질'이 되는 것이고, 열이 끼게 되면 염증이 잘 생기는 '자궁습열체질'이 되는 것입니다.

여성들은 월경 전후로 기분이 많이 달라지는 것을 느낄 수 있는데요. 바로 호르몬 때문입니다. 즉, 월경 전과 후의 에스트로겐과 프로게스테론의 분비량에 따라 감정 상태가 달라지는 것이지요. 월경 전에는 프로게스테론이 우세하기 때문에 예민해지면서 짜증과 분노의 부정적인 감정이 많아지고, 월경 후에는 에스트로겐이 우세하기 때문에 마음이 평온해지면서 기쁨과 행복의 긍정적인 감정이 많아집니다. 이처럼 민감

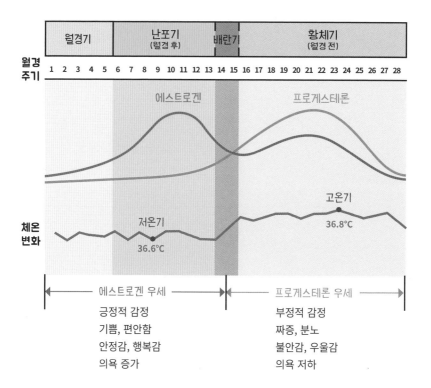

21

한 호르몬의 변화에 여성들의 감정은 예민해질 수밖에 없습니다. 게다가 여성은 아이를 품고 기르는 모성애 때문에 남성에 비해 이성보다는 감성이 예민하게 발달될 수밖에 없습니다. 이러한 감정을 잘 다스리지 못하게 되면 스트레스인 화(火) 기운이 자궁의 순환을 방해하여 화병이 생기는 '자궁울체체질'이 됩니다.

이제 여성의 건강을 왜 복합적으로 다뤄야 하는지, 남성과 달리 왜 단순하게 다루면 안 되는지 아셨나요? 이 점을 인식하는 것만으로도 큰 시작입니다. 자, 이제 본격적으로 이 책의 중요한 내용인 자궁의 8가지 체질에 대해 알아보겠습니다.

③
자궁을 8가지 체질로 나눠
살펴야 하는 이유

필자는 2000년부터 한의사로 임상을 시작하면서 여성건강에 있어서 '자궁'이 얼마나 소중한 존재인지 알게 되었습니다. 그 후로 자궁체질을 연구하고 결국 8가지의 체질로 나눌 수 있었습니다. 여성은 8가지의 자궁체질에 따라 자궁질환뿐만 아니라 모든 질병과 얼굴 피부색, 체형, 성격, 행동까지 영향을 미치게 됩니다. 다시 말하면 여성의 모든 것은 자궁 8체질로 설명이 가능합니다.

'건강한 자궁'은

자궁 안의 혈액 중 영양분과 양이 충분해야 합니다. 그리고 자궁 안이 차지도 뜨겁지도 않은 따뜻한 상태여야 하고, 혈류의 순환이 막힘이나 정체가 없이 원활해야 합니다.

부족 ←	판단기준	과다 →
혈허(혈액 부족)	혈액	어혈(혈액 응고)
냉(면역력 저하)	온도	울체(스트레스 과다)
한습(하체순환 저하)	습도	습열(염증 과다)
건조(재생력 저하)	점액과 수분	습담(노폐물 과다)

'건강하지 못한 자궁'은

혈액의 영양분과 양이 부족하거나(혈허), 죽은 혈액이 고여 있거나(어혈), 차가워서 면역력이 약하거나(냉), 스트레스나 울화로 뜨겁거나(울체), 노폐물이 과다한 경우(습담), 혹은 노폐물에 차가운 기운이 낀 경우(한습), 노폐물에 열이 낀 경우(습열), 그리고 점액과 수분이 부족한 경우(건조)로 나눌 수 있는데, 오래되면 각종 질병을 일으키게 됩니다.

이 8가지의 자궁 상태에 따라서 즉, 어느 쪽으로 치우쳤는지에 따라서 여성을 8가지의 체질로 나누게 됩니다. 여성의 건강에 가장 영향을 미치는 2개의 주체질과 부수적인 2개의 부체질에 따라서 자궁체질이 나뉘게 됩니다. 필자가 수많은 여성들을 치료해온 결과, 대부분 4개의 체질은 변동이 거의 없으며 질병에 따라서 주체질과 부체질은 바뀔 수 있었습니다.

인간은 태어나면서부터 끊임없는 불균형 속에서 삶을 영위해 나가고 있습니다. 만약 균형이 완전히 잡힌 상태라면 인간은 질병에 걸리지 않고 영원히 살 수 있겠지요. 하지만 우리는 출생 후 폐로 호흡을 하고 입으로 음식을 섭취하면서 오장육부의 혈액순환계와 신경계, 호르몬계의 정교한 움직임 속에 살고 있습니다.

닳지 않는 톱니바퀴처럼 척척 영원히 움직일 수만 있다면 얼마나 좋을까요. 하지만 톱니바퀴가 어느 순간 닳는 것과 같이 우리 몸은 밸런스가 깨지고 불균형이 심해지면 질병을 만들어가기 시작합니다.

어떻게 하면 톱니바퀴를 덜 상하게 할 수 있을까요?

덜 녹슬게 할 수 있을까요?

덜 삐거덕거리게 할 수 있을까요?

자궁냉체질 여성이 아이스커피를 즐겨 마시고 짧은 반바지를 즐겨 입는다면 어떻게 될까요? 자궁울체체질 여성이 사우나를 즐겨 하고 화낼 일이 많다면 어떻게 될까요? 자궁혈허체질 여성이 혈액을 만드는 탄수화물과 단백질을 먹지 않고 다이어트를 한다면 어떻게 될까요? 자궁어혈체질 여성이 스트레스로 자궁근육을 계속 긴장시킨다면 어떻게 될까요? 자궁습담체질 여성이 밀가루음식을 자주 먹는다면 어떻게 될까요? 자궁한습체질 여성이 짠 음식을 즐겨 먹는다면 어떻게 될까요? 자궁습열체질 여성이 술을 즐겨 마신다면 어떻게 될까요? 자궁건조체질 여성이 운동으로 땀을 많이 뺀다면 어떻게 될까요?

자신의 자궁체질에 맞지 않는 방법을 계속해서 반복한다면 밸런스는 점점 더 깨지게 되고 질병은 점점 더 심해질 수밖에 없겠지요.

자신의 자궁체질에 맞는 생활습관과 식습관에 따라서 자궁 8체질을 개선할 수 있습니다. 여러분이 자신의 자궁체질을 알고 이에 맞게 생활을 한다면 질병 치료뿐만 아니라 예방까지도 도움을 받을 수 있습니다.

엄마의 병을 닮지 않기 위해, 내 딸에게 물려주지 않기 위해

여성이라면 누구나 자궁체질을 알고 있어야 합니다. 자궁체질을 알면, 나의 약점이 무엇이고 나의 강점이 무엇인지 알 수 있기 때문에 약점을 제대로만 보완한다면 현재의 질병 치료에 도움이 될 뿐만 아니라 예방도 할 수 있습니다. 또한, 딸이 있다면 딸의 자궁체질도 알아야 합니다. 향후 딸이 엄마와 같은 나이가 되었을 때 현재 엄마가 고통받고 있는 질병이나 증상으로 똑같이 고생할 수 있기 때문입니다.

자궁 8체질은 어떻게 결정될까요?

필자가 2000년도부터 임상을 해온 바에 의하면 유전적인 요인이 약 70% 이상이었고, 나머지 30%는 잘못된 생활습관에서 비롯되었습니다.

일반적으로 여성의 체질은 대부분 엄마의 체질을 70~90%까지 닮기도 하는데요. 자궁체질도 마찬가지입니다. 타고나는 유전적인 원인도

26

있지만, 어릴 때부터 부모와 함께 생활하기 때문에 생활습관이나 식습
관이 부모와 같을 수밖에 없습니다. 특히 딸들은 아쉽게도 엄마의 체질
에서 크게 달라지지 않습니다. 좋은 건강한 체질이라면 상관이 없지만,
엄마가 많은 질병을 가지고 있다면 그 체질을 바꾸기 위해서 노력을 해
야 합니다. 즉, 자신의 자궁체질에 맞게 잘 관리한다면 향후에 엄마와
같은 질병이 조금 덜 생기게 할 수 있다는 것이지요.

필자의 단골 환자 중에 53세의 자궁냉체질 여성 환자가 있었습니다.
만성적인 피로감, 전신의 각종 통증, 우울감으로 고생을 해오던 여성이
었습니다. 어느 날 그분이 25세 따님과 함께 내원을 했습니다.

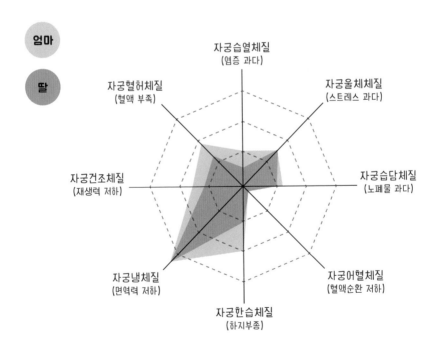

"원장님, 딸이 취업을 한 뒤로 체력이 너무 약해서 보약 지으러 왔어요."

"따님도 어머님과 같이 자궁냉체질이에요."

"아이고, 저 닮아서 약한가 봐요."

"네, 맞습니다. 그래서 얼굴에 핏기가 없고 조금만 먹어도 배가 아프니 식사량이 적고 살이 잘 안 찌지요. 게다가 스트레스에 민감해서 조그만 자극도 이겨내지 못하고 지치는 체질입니다.

자궁냉체질 치료법을 위주로 해서 개선을 하면 좋아질 거예요."

이런 경우 20대부터 자궁체질에 맞는 건강관리를 제대로 한다면 엄마와 같은 50대가 되었을 때 지금의 엄마보다는 훨씬 더 건강한 생활을 할 수 있습니다.

언젠가는 73kg의 44세 주부와 65kg의 15세 딸이 다이어트를 함께 하고 싶다고 필자를 찾아온 적이 있습니다.

"원장님, 여름 방학 때 딸이랑 저랑 같이 다이어트 해보려고요."

"딸이 언제부터 살이 많이 쪘나요?"

"초등학교 고학년 때부터였어요.

제가 워낙 빵과 치킨, 햄버거를 좋아하다 보니 밥 대신 자주 먹고 종종 야식으로도 먹었어요.

근데 이제는 끊으려고 해도 끊을 수가 없어요."

"딸과 함께 다이어트 하기로 결심한 건 정말 잘하신 거예요. 두 분이 함께 자궁체질 개선과 함께 생활습관을 바꾸는 것이 좋습니다."

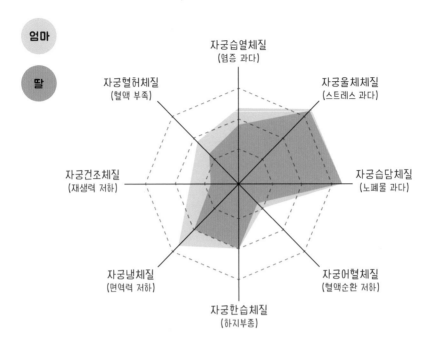

엄마

딸

자궁습열체질
(염증 과다)

자궁울체체질
(스트레스 과다)

자궁혈허체질
(혈액 부족)

자궁습담체질
(노폐물 과다)

자궁건조체질
(재생력 저하)

자궁어혈체질
(혈액순환 저하)

자궁냉체질
(면역력 저하)

자궁한습체질
(하지부종)

  딸은 아무것도 모른 채 아기 때부터 채소, 과일보다는 단맛과 밀가루 음식, 기름진 음식에 길들여져서 비만뿐만 아니라 여드름도 많이 생기고 식탐이 해결되지 않으면 짜증과 분노를 자주 표출하는 상황이었습니다. 가정의 식습관이 이렇게나 영향이 큽니다.

  이 모녀는 자궁 8체질 검사상 자궁습담체질(노폐물 과다)과 자궁울체체질(스트레스 과다)로 결과가 나왔습니다. 지금부터라도 모녀가 자신의 자궁체질을 알고 잘못된 생활습관을 고치려고 노력한다면 엄마는 더 건강해질 것이고, 딸이 엄마 나이가 되었을 때 엄마처럼 비만하거나 고혈압, 당뇨가 생기지 않을 것입니다.

  이처럼 모녀간에 체질이 거의 닮는 경우가 많습니다. 결국 여성들이 자궁체질을 알아야 하는 이유는, 내 엄마로부터 물려받은 자궁체질을 알아야 내 몸을 지킬 수 있고 내 딸의 건강 또한 지킬 수 있기 때문입니다.

사람들은 흔히 병이 생기고 나서야 관리하게 됩니다. 그러나 질병이 이미 생긴 이후에 관리하는 것은 제대로 관리하는 것이 아닙니다. 내 체질을 알고 나에게 다가올 질병이 생기지 않게 관리하는 것, 그것이 바로 한의학의 기본정신인 '未病治病(미병치병)'의 예방의학 정신이라고 할 수 있습니다.

병명이 같다고 다 같은 병일까요?

병명이 같다고 다 같은 약을 쓸까요?

병명이 같다고 관리방법이 다 같을까요?

아닙니다.

병명이 같아도 자궁체질에 따라서 관리방법이 다릅니다.

예를 들어 33세의 두 여성이 똑같이 소화가 잘되지 않는다고 필자를 찾아왔다고 해봅시다. 이때 나이와 질환이 같더라도 두 사람의 자궁체질에 따라 증상과 치료법은 달라집니다. 자궁냉체질은 위의 소화기능이 약하기 때문에 소화되는 시간이 오래 걸려서 복통과 묽은 변을 호소

할 것이고, 자궁울체체질은 스트레스가 많고 급하게 먹는 습관 때문에 더부룩함을 느끼고 자주 체한다고 할 것이고, 자궁습담체질은 과식으로 인해 위가 늘어나고 위산분비가 과다해서 속쓰림 등의 위장병이 왔을 것이고, 자궁혈허체질은 위장 내 소화액의 분비가 적어서 소화가 잘 안 되는 등의 증상이 생겼을 것입니다. 소화가 잘 안 된다고 하여 매번 소화제만 사 먹으면 될까요? 위산이 과다하다고 하여 매번 제산제만 먹으면 될까요? 같은 위장질환이라고 하여도 자궁체질에 따라 증상이 다른 것처럼 치료법이 다릅니다.

자궁냉체질은 자궁과 위를 따뜻하게 하여 위장운동을 도와주고, 자궁울체체질은 위장에 막힌 기운을 풀어 소화기능을 촉진시켜주고, 자궁습담체질은 위 속의 노폐물을 제거하여 위를 원래 상태로 회복시켜주고, 자궁혈허체질은 위에 혈액을 보강하여 소화액의 분비를 촉진시켜줘야 합니다.

또 다른 예로는 29세의 월경통이 심한 여성환자도 자궁체질에 따라서 증상과 치료법이 달라집니다. 자궁냉체질은 자궁이 차가워서 월경혈 배출이 잘되지 않고 엉겨서 아랫배와 허리에 은근한 통증을 느낄 것이고, 자궁울체체질은 스트레스로 자궁근육의 수축이 강하게 나타나기 때문에 아랫배가 쪼이는 듯한 통증이 있을 것이고, 자궁혈허체질은 월경혈이 적으면서 어지러움과 두통을 함께 느낄 것이고, 자궁어혈체질은 핏덩어리가 빠지면서 음부가 빠질 듯한 통증을 느낄 것이고, 자궁습열체질은 자궁 내 염증이 있기 때문에 월경 때 심한 냄새와 가려움을 동반할 것이고, 자궁한습체질은 월경 때 골반과 하체가 많이 부을 것입니다. 월경통도 마찬가지로 원인과 증상이 다 다른데 진통제로만 버틴다는 것은 근본적인 해결책이 아닌 것이지요.

자궁냉체질은 자궁을 따뜻하게 하여 월경혈의 배출을 원활하게 해주고, 자궁울체체질은 자궁의 막힌 기운을 풀어서 자궁근육을 부드럽게 해주고, 자궁혈허체질은 자궁에 혈액을 보강하여 회복시켜주고, 자궁어혈체질은 자궁 내 어혈을 풀어주어 혈류순환을 도와주고, 자궁습열체질은 자궁의 염증을 제거하여주고, 자궁한습체질은 불필요한 노폐물을 소변으로 배출하여 하체의 순환을 도와줘야 합니다.

많은 환자들이 질환이 자꾸 재발하는 것이 고통스럽다고 재발되지 않게 치료해달라고 말합니다. 근육통에는 근육이완제, 소화불량에는 제산제, 월경통에는 진통제, 질염이나 방광염에는 항생제, 불면증에는 수면유도제, 살이 찌면 무조건 다이어트약을 먹으면서 잠깐의 증상완화에만 신경을 써온 탓입니다. 물론 이런 약들이 나쁘다는 것은 아닙니다. 다만 일시적인 치료에만 의존하여 자궁체질을 바꿔주지 않으면 계속 재발할 수밖에 없습니다. 자신의 자궁체질에 맞게 생활습관 관리와 식습관 관리를 해준다면 얼마든지 재발하지 않도록 치료가 가능합니다.

6
나의 자궁체질 알아보기
자가진단 테스트

자, 이제 자신의 자궁체질이 궁금하시죠? 다음의 자가진단 테스트를 체크해보시기 바랍니다.

단, 이 자궁 8체질 자가 진단 테스트는 일반적인 검사법일 뿐이며, 정확한 자궁체질의 판단은 질병에 따라 자세한 상담이 필요합니다.

자궁 8체질 자가진단 테스트

★ 자궁 8체질 검사는 초경한 여성부터 폐경 이전의 여성을 기준으로 합니다.

★ 만약, 폐경한 여성이라면 폐경 직전 월경 상태를 위주로 체크합니다.

★ 총 30개의 항목을 체크합니다.

★ 개별 항목에 대한 자궁 8체질 각각에 개별 점수를 두어 계산한 검사치입니다.

온라인 홈페이지에서도 자가 진단 테스트를 해볼 수 있습니다.
www.yoonhoo.co.kr/chejil_answer.php

얼굴 피부	피부톤이 하얀 편인가요?	Yes [ ] No [ ]
	피부 두께는 두꺼운가요?	Yes [ ] No [ ]
	잔주름이 많은 편인가요?	Yes [ ] No [ ]
	여드름이 있나요?	Yes [ ] No [ ]
	안면홍조가 있나요?	Yes [ ] No [ ]
	얼굴이 잘 붓나요?	Yes [ ] No [ ]
체형 상태	상체비만형인가요?	Yes [ ] No [ ]
	하체비만형인가요?	Yes [ ] No [ ]
	폭식하는 경향이 있나요?	Yes [ ] No [ ]
	하체가 잘 붓나요?	Yes [ ] No [ ]
	추위를 잘 타나요?	Yes [ ] No [ ]
	더위를 잘 타나요?	Yes [ ] No [ ]
감정 상태	성격이 급한가요?	Yes [ ] No [ ]
	화를 잘 내나요?	Yes [ ] No [ ]
	자주 우울감을 느끼나요?	Yes [ ] No [ ]
	진취적, 적극적인가요?	Yes [ ] No [ ]
	꼼꼼하고, 세심한 편인가요?	Yes [ ] No [ ]
	피로감이 심한가요?	Yes [ ] No [ ]
소화 상태	소화가 잘되나요?	Yes [ ] No [ ]
	식욕이 많은가요?	Yes [ ] No [ ]
	식사량이 많은가요?	Yes [ ] No [ ]
	찬 음식을 먹으면 설사하나요?	Yes [ ] No [ ]
	장에서 꾸룩꾸룩 소리가 나나요?	Yes [ ] No [ ]
	자주 체하나요?	Yes [ ] No [ ]
월경 상태	자궁 내 질환이 있거나 있었나요?	Yes [ ] No [ ]
	월경량이 적은가요?	Yes [ ] No [ ]
	월경통이 심한가요?	Yes [ ] No [ ]
	월경 전 붓기, 체중 증가가 있나요?	Yes [ ] No [ ]
	월경 전 기운이 없나요?	Yes [ ] No [ ]
	월경 전 피부트러블이 심해지나요?	Yes [ ] No [ ]

분류	질문	자궁냉체질	자궁울체질	자궁혈허체질
얼굴피부	피부 톤이 하얀 편인가요?	10	0	5
	피부 두께는 두꺼운가요?	0	3	0
	잔주름이 많은 편인가요?	5	0	10
	여드름이 있나요?	0	10	0
	안면홍조가 있나요?	0	10	0
	얼굴이 잘 붓나요?	0	10	0
체형상태	상체비만형인가요?	0	10	0
	하체비만형인가요?	0	0	0
	폭식하는 경향이 있나요?	0	10	0
	하체가 잘 붓나요?	0	0	0
	추위를 잘 타나요?	10	0	5
	더위를 잘 타나요?	0	10	0
감정상태	성격이 급한가요?	0	10	0
	화를 잘 내나요?	0	10	0
	자주 우울감을 느끼나요?	10	0	5
	진취적, 적극적인가요?	0	10	0
	꼼꼼하고, 세심한 편인가요?	10	0	5
	피로감이 심한가요?	10	0	10
소화상태	소화가 잘되나요?	0	5	0
	식욕이 많은가요?	0	10	0
	식사량이 많은가요?	0	10	0
	찬 음식을 먹으면 설사하나요?	10	0	3
	장에서 꾸룩꾸룩 소리가 나나요?	10	0	3
	자주 체하나요?	10	0	5
월경상태	자궁 내 질환이 있거나 있었나요?	0	5	0
	월경량이 적은가요?	5	0	10
	월경통이 심한가요?	0	5	0
	월경 전 붓기, 체중 증가가 있나요?	0	10	0
	월경 전 기운이 없나요?	5	0	10
	월경 전 피부트러블이 심해지나요?	0	5	0
총 계		< >	< >	< >
체질분류		자궁냉체질 (면역력 저하)	자궁울체질 (스트레스 과다)	자궁혈허체질 (혈액 부족)

자궁어혈체질	자궁한습체질	자궁습열체질	자궁습담체질	자궁건조체질
0	3	0	5	3
3	5	5	10	0
3	0	0	0	10
3	0	5	0	0
3	0	5	0	0
0	3	5	10	0
0	0	0	5	0
3	10	5	5	0
0	5	5	10	0
0	10	5	3	0
0	3	0	0	3
0	0	3	5	0
3	0	5	0	0
3	3	5	3	0
0	3	0	3	5
3	3	5	3	0
0	3	0	0	5
0	5	0	3	5
3	5	5	10	0
3	5	5	10	0
0	5	5	10	0
0	5	0	0	5
0	5	0	0	5
0	3	5	3	0
10	0	5	0	0
3	0	0	0	8
10	0	5	0	0
0	5	5	10	0
0	0	0	0	8
10	0	5	0	0
<　>	<　>	<　>	<　>	<　>
자궁어혈체질 (혈액순환 저하)	자궁한습체질 (하지부종)	자궁습열체질 (염증 과다)	자궁습담체질 (노폐물 과다)	자궁건조체질 (재생력 저하)

★ Yes가 나오면 각 점수에 모두 체크를 합니다. (No는 체크하지 않습니다.)

★ 모두 체크한 다음 아래에 점수를 모두 더합니다.

★ 가장 높은 점수와 2번째 높은 점수가 나온 것이 주체질이 되고,
  3번째와 4번째는 부체질이 됩니다.

자궁 8체질 검사 결과

나의 주체질은 [   ] , [   ] 이고

나의 부체질은 [   ] , [   ] 입니다.

나의 자궁체질 확인하기
테스트 결과

 이제 다음의 8가지 체질별 특징 표를 보고 내 체질은 어떤 질환을 주로 겪는지, 얼굴형과 체형이 어떤지, 그리고 성격 또한 어떤 특징이 있는지 살펴보세요.

 특히, 자궁냉체질, 자궁혈허체질, 자궁건조체질은 모두 허약체질이라 할 수 있는데요. 살이 잘 찌지 않는 마른 체형이면서 세심하고 꼼꼼한 성격인 경우가 많습니다. 자궁습담체질, 자궁한습체질, 자궁습열체질은 모두 식사량이 많아서 살이 잘 찌는 체형인데요. 그만큼 노폐물로 인한 질병이 잘 생기게 됩니다. 또한 자궁어혈체질은 어혈 때문에 피부색이 어둡고 월경 전후의 변화에 민감하며 아랫배가 볼록하고 단단한 체형이 많고, 자궁울체체질은 스트레스가 상체로 올라가기 때문에 얼굴이 붉거나 잘 붓고 상체비만형이면서 성격이 급한 것이 특징입니다.

자궁냉체질(면역력 저하)
체력이 약하고 근육과 관절 주변 순환이 잘되지 않는 냉체질

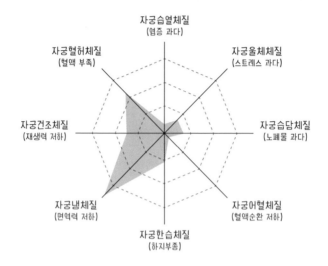

자궁습열체질
(염증 과다)

자궁혈허체질
(혈액 부족)

자궁울체체질
(스트레스 과다)

자궁건조체질
(재생력 저하)

자궁습담체질
(노폐물 과다)

자궁냉체질
(면역력 저하)

자궁어혈체질
(혈액순환 저하)

자궁한습체질
(하지부종)

특징
- 자궁과 소화기가 차고 약하여 면역력이 약한 체질이다.
- 혈액순환이 잘되지 않아 근육통과 관절통이 잘 생긴다.
- 손발이 차고, 추위를 많이 타는 편이다.
- 유산 후, 출산 후 후유증이 잘 생기는 체질이다.
- 월경량은 적은 편이고 체력이 약해서 피로감을 쉽게 느낀다.

얼굴
- 역삼각형
- 이마가 넓고 턱은 좁은 스타일
- 얼굴 피부가 희고 얇은 편

체형
- 마른 기둥형
- 아랫배 단단
- 소식 경향
- 묽은 변, 수족냉증

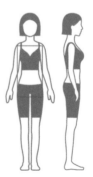

성격
- 우울 성향(내성적)
- 세심하고 꼼꼼하고 여리여리해
  보호본능을 자극하기 쉬운 스타일
- 목소리가 가늘다.

자궁울체체질(스트레스 과다)

평소 스트레스를 풀고 살아야 할 스트레스 과다 체질

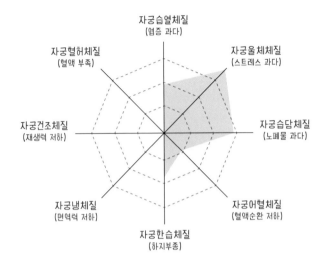

특징
- 스트레스가 많아서 자궁의 기운이 막히고 울체되어 질병을 일으킨다.
- 식욕이 왕성하고, 감정의 기복이 많고, 짜증을 자주 내는 편이다.
- 얼굴이 붉고 염증성 피부트러블이 자주 유발된다.
- 상체비만형이 많고, 두통, 어깨 통증, 뒷목 통증이 잘 생기는 체질이다.
- 월경전증후군이 심하고 월경 전 부종이나 식욕이 증가하는 편이다.

얼굴
- 다이아몬드형
- 광대뼈가 튀어나온 스타일
- 얼굴 피부가 붉은 편이고, 좁쌀여드름이 잘 난다.

체형
- 상체 비만형
- 상복부 비만
- 체중 변화 심함
- 폭식 경향

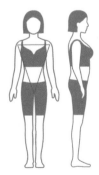

성격
- 화병 성향(기분파, 외향적)
- 도전적, 주도적인 성향으로
  여성 CEO에게 많은 스타일
- 목소리가 우렁차다.

자궁혈허체질(혈액 부족)
임신과 출산이 걱정인 혈액 부족 체질

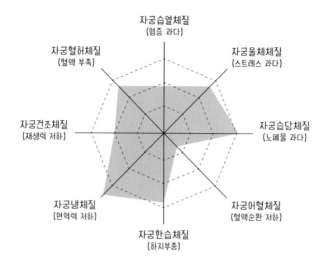

특징
- 자궁 내의 순환 혈액이 부족해서 질병을 일으키기 쉽다.
- 체력이 약하여 쉽게 지치고 피로감이 많은 편이다.
- 마른 체형이 많고, 소화력이 약하여 잘 체하는 편이다.
- 근력과 관절 인대가 약하며, 체력이 약한 편이다.
- 월경량이 적다면 월경, 임신, 출산에 어려움을 겪을 수 있다.

얼굴
- 계란형
- 위아래로 길고 얼굴선이 부드러운 여성스러운 스타일
- 피부가 희고 얇은 편이며, 피부 탄력이 약하다.

체형
- 마르고 쳐지는 기둥형
- 복부와 팔뚝 쳐짐
- 근력 약함
- 소식 경향

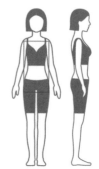

성격
- 세심한 성격(생각 많음)
- 생각과 고민이 많고, 조심성이 많은 미인형 스타일
- 목소리가 힘이 없다.

자궁어혈체질(혈액순환 저하)

월경 때마다 괴로운 어혈 체질

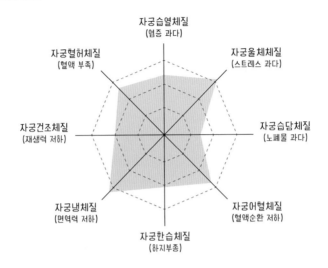

특징
- 월경통이 가장 심한 체질로 덩어리혈이 많거나 찌꺼기가 오래가기도 한다.
- 자궁근종, 자궁선근증, 자궁내막증, 자궁폴립 등 자궁질환이 잘 생기는 체질이다.
- 아랫배가 단단하고 불룩한 편이다.
- 이유 없이 밤에 심해지는 통증, 추운 날씨 통증의 원인이 된다.
- 자궁에 어혈이 생기기 쉬워 자궁 내 수술시 조심해야 한다.

얼굴
- 사각형
- 턱과 이마가 각이 지고 발달한 스타일
- 피부가 검고 칙칙하면서 기미 잡티와 턱 여드름 발생

체형
- 하복부 비만형
- 아랫배 비만, 단단
- 아랫배 냉감
- 식욕 보통

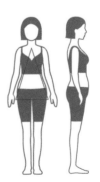

성격
- 급한 성격(행동파)
- 활동파로 뒤끝이 없는 화끈한 성격이 많다.
- 목소리가 무겁다.

자궁한습체질(하지부종)

하지부종, 하체비만으로 괴로운 체질

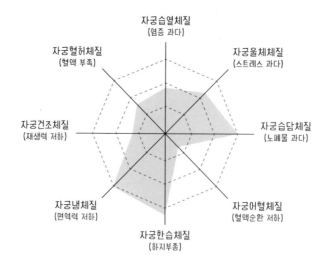

특징
- 자궁이 차고 수분대사가 잘되지 않아 하복부, 허리, 골반, 다리 부위에 질병이 많다.
- 위장도 습하여 잘 체하는 편이나 음식은 잘 먹는 편이다.
- 월경 기간에 골반과 하체가 잘 붓는다.
- 평소에도 하체가 잘 붓고 저리는 증상이 나타날 수 있다.
- 음부에 땀이 많고 습하여 발진, 습진, 가려움증을 유발한다.

얼굴
- 삼각형
- 턱살이 아래로 불룩하게 잘 쳐지는 스타일
- 피부가 얇고 힘없이 쳐진다.

체형
- 하체 비만형
- 하체 비만, 부종
- 아랫배 냉감
- 과식 경향

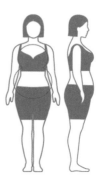

성격
- 느긋한 성격(낙천적)
- 상담가 혹은 중재자 역할을 잘하는 스타일
- 목소리가 부드럽다.

자궁습열체질(염증 과다)

질염과 방광염, 여드름에 시달리는 염증성 체질

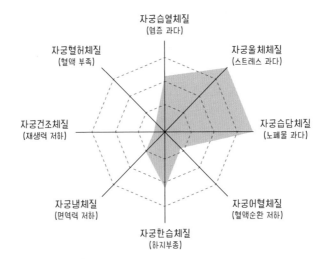

특징
- 자궁, 질, 방광, 요도 부위의 염증을 자주 일으키는 체질이다.
- 턱과 볼 주변 여드름이 잘 생기고, 월경 전 피부트러블이 심해질 수 있다.
- 주부습진, 지루성 피부염, 사타구니 습진이 잘 생길 수 있다.
- 월경 시 불쾌한 냄새가 많은 편이다.
- 음주 후나 성관계 후에 생식기 염증을 자주 유발하고 잘 재발한다.

얼굴
- 사다리꼴형
- 턱이 발달하고 턱살이 쳐지면서 이마가 넓은 스타일
- 피부가 누렇거나 검고 지저분한 편이고 턱 여드름 발생

체형
- 하복부와 엉덩이 비만형
- 하체 중 하복부와 엉덩이 비만
- 과식 경향
- 변비 잘 발생

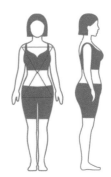

성격
- 에너지 많은 편(외향적)
- 도전적이고 창의적으로
  예술가나 개혁가에 많은 스타일
- 목소리가 굵고 날카롭다.

자궁습담체질(노폐물 과다)
살이 잘 찌는 노폐물 과다 체질

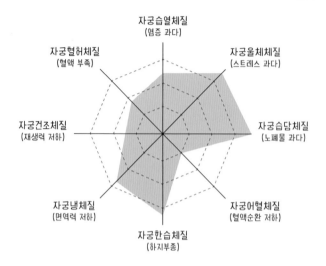

특징
- 자궁의 순환을 방해하는 노폐물인 습담이 많아 질병을 잘 일으킨다.
- 땀이 많고, 얼굴과 몸이 잘 붓는 경우가 많다.
- 폭음, 폭식 경향이 있고, 체중의 증가가 쉽게 일어난다.
- 월경량이 많으면 병이 없으나, 적으면 난소 관련 질병을 일으키기 쉽다.
- 붓기와 체중 증가의 관리가 꼭 필요한 체질이다.

얼굴
- 둥근형
- 얼굴 전체적으로 살이 많아서 볼 살이 통통한 둥근 스타일
- 피부가 두껍고 모공이 넓은 편, 잘 붓는다.

체형
- 전신 비만형
- 얼굴 자주 부음
- 복부를 비롯 전반적으로 비만
- 과식 경향

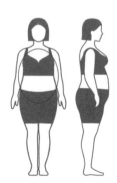

성격
- 감정 풍부 성향(감정파, 감성형)
- 인내심이 강하고 다른 사람을
  위하는 이타심과 봉사심이 많은 스타일
- 목소리가 묵직하다.

자궁건조체질(재생력 저하)

잔주름이 걱정인 수분 부족 체질

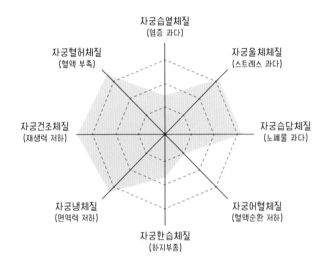

특징
- 자궁 주변 점액과 수분의 부족으로 재생력이 약해서 질병이 자주 생긴다.
- 식욕이 적고, 소화가 잘되지 않고 잘 체하여, 소식하는 편이다.
- 월경량은 적은 편이며 월경 기간 동안 어지러움과 피로감이 심하다.
- 점막 재생력이 약하여 위축성 위염, 위축성 질염, 질건조증, 요도질환이 잘 생긴다.
- 피로감이 심하고 질병의 재발이 잘되는 편이다.

얼굴
- 기둥형
- 위아래로 길죽하면서 얼굴에 살이 없는 스타일
- 피부가 얇고 건조하며 잔주름이 잘 생긴다.

체형
- 근력이 적은 마른 형
- 엉덩이와 팔뚝 쳐짐
- 근력 약함
- 소식 경향

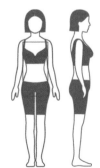

성격
- 합리적 성향(이성적 판단)
- 내성적이고 세심하며 생각이 많은 사색가 스타일
- 목소리가 건조하다.

2

하루 5분
자궁 8체질별 건강 프로젝트

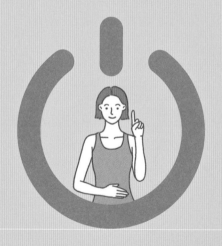

냉기가 혈관을 축소시킨
수족냉증

여성들 중에 손과 발이 차다고 하는 사람이 유난히 많은데요. 수족냉증은 자궁 8체질 중에서도 자궁냉체질에서 가장 고생하는 질환입니다. 우리 몸의 영양분과 열에너지라고 할 수 있는 기혈을 팔다리, 손끝, 발끝까지 충분히 공급해주지 못하면 수족냉증이 생기게 됩니다. 특히 외부 온도가 조금만 낮아져도 손발이 얼음장처럼 차가워지고 피부의 보호막이 약하여 추위를 많이 타게 됩니다.

《동의보감》에 보면 "한궐(寒厥)이란, 손발이 찬 것인데, 신(腎)의 정기(精氣)가 고갈되어 생긴다"라고 하여 신장의 양기에 대해서 강조를 하였습니다. 전신에 열에너지가 돌게 해주는 신장의 양기가 약해지면 자궁도 덩달아 냉해집니다. 보일러가 돌아가는 심장과 오장육부만 따뜻할 뿐 방 구석구석까지 열기가 도달하지 못해서 가장 구석인 손과 발이 차갑게 됩니다. 그런데 물을 끓이는 보일러의 성능은 처음 생산할 때 이미 정해져 있듯이 신장의 양기는 선천적으로 타고난 기능이 많이 작용을 하게 됩니다. 수족냉증은 개인적이고 주관적인 느낌이 강하기 때문에 정확한 통계는 없지만, 한 조사에 의하면 수족냉증 여성이 남성보다 2배 가량 많고, 우리나라 여성 25%가 수족냉증을 앓고 있다고 합니다.

양기의 강도는 태어날 때 이미 정해져 있으나, 태어난 이후에는 심장과 위장에서 우리 몸에 필요한 열에너지를 만들게 됩니다. 비유를 하자면 심장은 '보일러의 모터'이고, 위장은 전신에 깔려져 있는 '보일러 선'이고, 음식물을 소화흡수해서 생기는 영양분은 '보일러 선 안의 물'이라고 할 수 있습니다. 보일러 선만 깔려 있다고 물이 돌아가는 것은 아니죠. 일단 보일러 선 안에 영양분이 충분히 있어야 하고, 모터가 펌핑을 잘 해줘야 전신으로 혈액이 공급되면서 영양분도 주고 따뜻하게

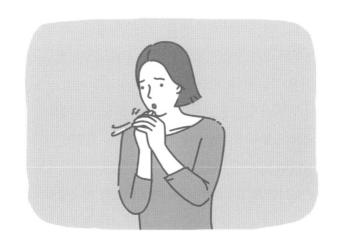

51

데워줄 수 있는 것이죠. 이 중에 무엇 하나라도 제대로 되지 않으면 수족냉증에 걸리기 쉽습니다. 말하자면 수족냉증은 보일러선 탓만 하고 있으면 안 되는 것이지요. 손과 발만 치료해서 되는 문제가 아니라, 위장기능을 보강하고 자궁을 따뜻하게 해주면서 전신의 혈류순환을 강화해야만 근본적으로 해결이 가능합니다.

선천적으로 수족냉증인 경우 - 26세 여성

"원장님, 저는 손발이 너무 차가워요. 겨울에는 수면양말을 신어야 잠이 들어요.

그런데 남자친구 손을 잡을 때나 악수를 할 때 남자친구가 소스라치게 놀랄 때면 여간 미안한 게 아녜요.

남자친구는 손이 뜨끈뜨끈한데 저는 왜 이럴까요?"

여성은 남성에 비해서 근육이 적어서 체열을 만드는 능력이 떨어집니다. 남성들은 보일러의 선이 굵고 촘촘하게 깔려 있다고 한다면, 여성들은 보일러 선이 가늘고 듬성듬성 깔려 있습니다. 자궁냉체질 여성은 게다가 방바닥 전체를 따뜻하게 해줘야 할 보일러 선의 물까지 차가운 것입니다. 게다가 여성은 월경과 임신, 출산, 폐경 때문에 호르몬 변화가 남성보다 심하게 나타납니다. 교감신경의 반응이 예민해서 혈관이 쉽게 수축해 말초까지 혈류순환이 잘되지 않기 때문에 남성보다 수족냉증이 나타나기 쉬운 것이지요. 선천적으로 자궁냉체질로 태어난 20대 미혼 여성에게도 잘 나타나지만, 출산 후 산후조리를 잘못했거나 잘못된 생활습관으로 자궁체질이 변하여 수족냉증이 생기기도 합니다.

"혈압은 어떤가요?"

"90/60 정도 나오는데 저혈압이라고 하더라고요. 약간 어지럽기도 해요."

"수족냉증인 사람 중에 저혈압인 경우가 많아요."

혈압이 120/80mmHg를 정상범위라 하고, 100/60mmHg 이하인 경우를 저혈압이라고 하는데요. 혈압이 낮으면 심장에서 말초까지 뿜어주는 압력, 즉 심박출력이 약해서 손과 발끝까지 혈액이 전달되는 속도가 느리고 약해서 수족냉증이 되는 것이지요.

"수족냉증이 언제 심하세요?"

"가을만 돼도 벌써 손이 싸늘해져요. 겨울에는 손끝과 발끝이 동상에 걸린 것처럼 변하는 경우도 있어요.

여름철에 잠깐 괜찮긴 하지만 찬 음료수 캔을 잡을 때 심하게 아리고요. 에어컨을 쐬면 손이 먼저 싸늘하게 굳는 거 같아요."

"여름에 냉방병이나 배탈도 잘 나시지요?"

"네 맞아요."

이런 분은 거의 사계절 내내 힘들다고 할 수 있습니다. 봄, 여름에는 대기가 따뜻해지기 때문에 몸이 조금 따뜻해지면서 편안해지지만, 가을, 겨울에 서늘한 기운이 시작되면 바로 체력이 떨어지고 의욕이 떨어져 우울감을 느끼기도 합니다. 자궁냉체질인 여성은 특히 가을철에 미리미리 건강 관리를 잘 해야 겨울을 편하게 지낼 수 있습니다.

"손발이 차면 자궁이 차다던데, 나중에 임신하는 데 문제 없을까요?"
"아랫배도 차가운 거 느끼시나요?"
"네. 아랫배에 손을 올리면 차가운 기운이 올라와요."
"배꼽 아랫배에 자신의 손바닥을 댔을 때 스스로 냉기를 느낀다면 조금 더 심한 단계라고 할 수 있습니다."

침대에 환자를 눕히고 복진(복부 검사)을 해보았습니다. 한의사인 제가 손을 대도 서늘한 냉기가 올라옵니다. 슈퍼마켓의 아이스크림 냉장고의 뚜껑을 밀었을 때 냉기가 올라오듯이 말입니다. 손가락의 2, 3지를 붙여서 배꼽아래의 임신과 관련된 임맥선의 '관원혈(關元穴)'을 눌러 봅니다(관원혈의 위치는 배꼽과 치골뼈를 5등분하여 위에서 3/5 지점).

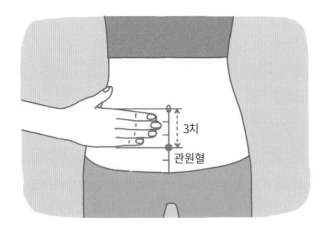

"아, 아파요."

"단단한 게 만져지시지요? 이게 바로 '냉적(冷積)'이에요.

차가운 기운이 뭉쳐서 돌덩이처럼 단단해져 있어요."

자궁냉체질 여성 중에 이렇게 아랫배가 차가울 뿐만 아니라 냉적이 만져지는 경우 냉적의 크기에 따라 병의 강도를 알 수 있습니다. 자궁이 냉하면 일단 골반강내 혈류순환이 저하되기 때문에 난소의 배란 문제나 자연 임신에 어려움을 겪을 수 있습니다. 사람들도 차가운 곳에 가면 움직이기 싫잖아요? 그것처럼 자궁 내 환경이 너무 냉하면 정자의 운동성을 떨어뜨려서 수정 능력이 저하될 수 있습니다. 수족냉증은 일상생활의 불편감뿐만 아니라 여성의 경우 자궁냉증의 표현이기 때문에 월경통, 월경불순, 난임, 여성 성기능 장애 등을 유발할 수 있습니다. 특히 아직 출산을 하지 않은 미혼 여성이라면 수족냉증을 가볍게 보아서는 안 됩니다. 그래서 예로부터 '여자는 아랫배가 따뜻해야 한다' '여자는 차가운 곳에 엉덩이 대고 앉으면 안 된다'라는 말이 나온 것이지요.

"그럼 퇴근 후에 따뜻한 물에 족욕하는 건 좋은가요?"

"그럼요. 당연히 따뜻하게 하는 것이 좋습니다.

그러면 자궁으로 올라가는 혈류순환도 좋아지기 때문이에요.

대신 피해야 할 것이 있는데요."

"뭔가요?"

"차가운 성질의 음식이에요."

아이스크림, 아이스커피, 팥빙수류뿐만 아니라 회, 냉면 등과 같은 음식도 찬 성질이기 때문에 혈관을 수축시키고 혈액을 차갑게 할 수 있으므로 최대한 피하는 것이 좋습니다.

산후풍으로 손가락 관절통인 경우 - 36세 주부

"저는 원래 손발이 찬 편이었는데, 출산 후 더 심해졌어요.
손가락 뼈마디가 모두 시리고 아파요.
마치 손가락 마디에서 바람이 술술 나가는 거 같아요."
"산후조리하는 100일 동안에는 찬물에 손을 넣으면 안 되는데, 잘 지키셨어요?"
"아이구, 그걸 잘 못했어요. 7월에 출산해서 얼마나 덥던지….
그럼 안 되는 건 알았지만, 너무 더우니 찬물로 설거지하게 되더라고요.
그런 것도 문제가 되나요?"

출산 후 산후풍이 가장 잘 걸리는 체질이 자궁냉체질입니다. 열 달 동안 품고 있던 아기를 출산하게 되면 온몸에 있던 기혈이 모두 소진이 됩니다. 그때 소모된 기혈이 회복되고 자궁이 원상태로 회복되는 데 최소 100일이 걸리는데요. 이 기간에는 피부에서 냉기(차가운 기운)로부터 몸을 보호할 만한 방어력이 없는 상태입니다.
찬물, 찬바람, 찬 에어컨의 냉기가 스치기만 해도 피부로, 근육으로, 관절로 들어가고, 차가운 음식에 의해서는 더 깊이 위와 장까지도 침투할 수 있습니다. 피부로 들어가면 시리고 무감각한 느낌, 근육에 들어가면 근육통, 관절에 들어가면 관절통, 위와 장으로 들어가면 위장병, 과민성 대장증후군, 비뇨생식기로 들어가면 빈뇨, 과민성 방광, 요실금, 성욕 저하 등의 증상이 출산 후 후유증으로 나타나게 되는 것입니다. 이것이 바로 산후풍입니다.

출산 후 100일이 되면 분만 시에 벌어졌던 모든 관절 마디마디가 서서히 닫히게 되는데요. 이때 관절에 들어간 냉기가 그대로 있는 상태에서 닫히게 되면 관절뼈 마디마디가 쑤시고, 시리고, 저리고, 아프게 되는 것이지요. 자궁냉체질은 이런 차가운 기운이 몸에 더 쉽게 침투할 수 있기 때문에 산후풍에 걸리기가 더 쉽다는 말입니다. 그렇다고 너무 걱정하지 않으셔도 됩니다. 자궁냉체질 여성은 출산 후 냉기를 피하면서 산후조리를 잘하면, 이 시기가 임신 전보다 몸을 더 따뜻하게 바꿀 수도 있는 골든타임입니다.

음식이 무서운
과민성 대장증후군

과민성 대장증후군은 우리나라 인구의 약 10~15%가 앓고 있을 정도로 흔한 질환입니다. 하지만 아직 양의학적으로 정확하게 원인을 밝히지는 못했습니다. 특별한 기질적인 병변이 없이 대장이 과민해져서 대장 운동이 과도하게 활발해지면 설사, 변비 혹은 설사와 변비가 반복되는 증상을 보입니다. 그와 함께 장이 비틀리는 듯한 복통이 발생하고 복부에 가스가 많이 차거나 방귀가 많아지는데, 대변을 보고 나면 복부가 편안해지는 느낌을 받습니다.

《동의보감》에 보면, '대장은 찬 것을 싫어하고 더운 것을 좋아한다'라고 기록되어 있고, '너무 차가운 음식을 먹으면 대장이 차가워지면서 배가 아프고 설사를 하게 된다'고 기록되어 있습니다. 그렇다고 뜨거운 음식을 먹으라는 의미는 아닙니다. 대장이 예민한 사람은 너무 뜨겁지도 너무 차갑지도 않은 음식을 먹어야 합니다. 장은 차가워지면 장의 연동 운동이 예민해지면서 더 활발해집니다. 이런 분들은 실제로 배꼽 주변이나 배꼽 아랫배를 만져보면 차가운 냉기를 느낄 수 있고, 수분의 흡수가 잘되지 않아 배에서 '꼬르륵 꼬르륵' 하는, 장 속의 물이 움직이는 소리도 자주 들립니다.

자궁 8체질 중에 과민성 대장증후군에 걸리기 쉬운 체질이 바로 자궁냉체질인데요. 이 체질의 여성은 자궁이 차기 때문에 위장과 소장, 대장의 소화흡수 기관도 모두 차가운 경향이 있습니다. 위장이 차가우면 그만큼 소화액의 분비가 줄고 위장 운동이 저하되어 소화력이 떨어지고, 소장이 차가워지면 영양분을 제대로 흡수하지 못하게 되고, 대장이 차가워지면 수분을 제대로 흡수하지 못해서 변이 묽어지거나 설사를 하게 됩니다. 실제 임상에서 보면 스트레스가 많고 예민한 20~30대의 자궁냉체질 여성이 가장 많습니다.

과민성 대장증후군의 월별 진료 인원을 보면 7, 8월 여름철과 12, 1월 겨울철에 환자 수가 가장 많은 것으로 나타나는데, 필자 생각에는 여름에는 차가운 음식과 에어컨 등 냉기에 많이 노출되고, 겨울에는 추위에 많이 노출되면서 환자가 더 증가하는 것으로 보입니다.

이런 경우 자궁을 따뜻하게 해주면서 장의 불필요한 습을 제거하고 따뜻하게 해주면 정상적인 장 기능을 되찾을 수 있습니다. 과민성 대장 증후군은 생명을 위협할 정도로 심각한 질병은 아니지만, 만성적인 피로감과 함께 일상생활을 할 수 없을 정도로 불편감을 겪을 수 있으므로 자궁체질 개선 치료를 받는 것이 좋습니다.

스트레스 때문에 - 공무원 시험 준비 중인 23세 여성

"시험 당일만 되면 갑자기 설사를 해요.

고등학생 때도 시험을 망친 적이 한두 번이 아녜요.

3개월 후 공무원 시험이 있는데 제발 시험 때만이라도 설사를 안 하면 좋겠어요."

"증상이 언제 심해지나요?"

"스트레스 받을 때요. 평상시에도 하루 2~3번 묽은 변을 보기는 하는데, 시험이나 면접처럼 긴장할 일이 있을 때는 10번 이상도 봐요."

"자궁냉체질이신데 긴장하는 마음이 대장을 더 자극하는 것으로 보입니다."

"치료는 될까요?"

"그럼요. 장이 차기 때문에 정신적 긴장에 더 민감하게 반응을 하는 거예요.

장을 따뜻하게 하고 대장 신경을 안정시켜주면 긴장할 때 장을 덜 자극하게 되어서 복통과 설사가 줄어들 거예요."

누구나 큰 시험이나 큰 일이 있을 때 긴장하는 것은 당연합니다. 하지만 갑자기 복통과 설사를 할 정도로 일상생활에 문제가 있다면 치료를 해야 하는 것이지요. 과민성 대장증후군은 한마디로 '장이 민감해서 생기는 병'입니다. 대장의 길이는 약 1m 정도로 장 속의 수분과 염분을 흡수하고, 연동 운동으로 장 속의 소화된 음식물을 아래 방향으로 이동시킵니다. 이러한 과정은 신경과 호르몬에 의해서 조절됩니다. 그래서 스트레스와 긴장, 불안과 같은 정신적인 자극이 교감신경을 흥분시켜 장을 더 민감하게 만드는 원인이 되는 것이지요. 대부분 성격이 내성적이고, 꼼꼼하고, 완벽히 하려는 성향을 가진 자궁냉체질 여성이 많은데요. 그래서 장을 따뜻하게 치료하는 것도 중요하지만 심리적으로 안정시키는 치료를 병행해야 하는 이유가 여기에 있습니다.

여름철 장염 후 – 41세 여성

"증상이 언제 생겼나요?"
"5년 전에 동남아 여행 가서 물갈이를 했는지, 음식을 잘못 먹었는지, 장염이 심하게 온 적 있었어요. 세균성 장염이라고 진단받고 치료해서 괜찮아졌었는데, 그 뒤로 음식을 조금만 잘못 먹으면 복통과 설사를 합니다."
"병원에서 검사는 해보셨나요?"
"그럼요. 장염은 아니라고 하고, 대장내시경에는 문제가 없다고 과민성 대장증후군으로 진단을 받았습니다."

장염이나 과민성 대장증후군은 둘 다 설사 증상이 있습니다. 장염은 세균이나 곰팡이, 기생충에 감염이 되어 장 점막이 염증 반응을 일으켜 발생하는데, 2~3일 정도면 좋아집니다. 과민성 대장증후군은 이러한 염증 반응 없이 대장의 과도한 활동으로 인하여 발생하는데, 장기간 반복적으로 증상이 발생하는 것을 말합니다. 장염이 생겼을 때 보통 설사를 멈추기 위해 쉽게 지사제를 먹는 경우가 많습니다. 하지만 이때 세균이나 독소가 제대로 배출되지 않으면 대장이 완전히 회복되지 못하여 예민해지면서 과민성 대장증후군이 생길 수 있습니다.

"어떤 음식을 먹을 때 심해지나요?"
"매운 음식이요. 고춧가루 들어간 건 전혀 먹지 못해요. 심지어 떡볶이나 김치 한 조각만 먹어도 바로 복부에 가스가 차고 설사를 해요. 음식을 먹으면 곧바로 부글대기 시작하니까, 심할 때는 하루에 3~4번씩도 해요."
"그럼 어떤 음식을 먹나요?"
"고춧가루 안 들어간 음식이 없으니 먹을 게 별로 없어요."

먹고 싶은 음식, 맛있는 음식을 마음껏 먹지를 못하니 얼마나 힘들었을지 짐작이 갑니다. 이 여성 환자가 말한 증상은 설사형 대장증후군이라고 할 수 있는데요. 섭취한 영양분을 제대로 흡수할 수가 없으니 기운이 없고 얼굴에 핏기가 없어서 우울해 보이기조차 했습니다.

"술도 자극이 될 텐데요?"
"맥주요. 한 모금만 먹으면 즉시 설사를 하기 때문에 전혀 못 먹어요. 아이스크림이나 찬 주스를 먹어도 바로 장에서 꾸룩꾸룩 소리가 나면서 설사를 해요.

정말 먹고 싶은 게 아이스 커피인데 그것조차 입에 대지도 못해요."

자신에게 과민성 대장증후군을 유발하는 음식이 무엇인지를 찾는 것
이 무엇보다 중요합니다. 차가운 음식, 인스턴트 음식, 기름기 음식, 매
운 음식, 밀가루 음식, 혹은 유제품 중에 어떤 음식을 먹었을 때 몸에서
어떤 반응이 일어나는지를 꼼꼼히 체크해보시기 바랍니다.

치료 한 달 후 생글생글 웃으며 환자가 들어왔습니다.

"원장님, 저 이번에 김치 두 조각 먹었는데 설사 안 했어요."
"네. 이제 자궁냉체질이 조금씩 개선되고 있는 거예요.
다음에는 ○○씨가 좋아하는 떡볶이랑 김치찌개에 도전해보아요.
김치찌개만 먹을 수 있으면 거의 다 치료가 된 거예요."

몇 년 동안 맘 편하게 먹지 못했던 매운 음식을 먹으면서 그녀는 조
금씩 활기를 되찾아갔습니다. 음식을 먹고 장이 자극되지 않으니 마음
도 평안을 되찾고, 바로 설사로 배출되지 않으니 영양흡수가 좋아져 체
력도 회복되어갔습니다.

위장이 허약한 경우 - 26세 여성

"이것저것 먹고 싶은데 조금만 먹어도 배가 아파요.

심할 때는 설사도 자주 해요."

"언제부터 그랬나요?"

"엄마 말씀으로는 어릴 때부터 배 아프다는 소리를 자주했고, 많이 먹지 않았대요."

"○○님은 자궁냉체질이에요. 위가 차서 소화력이 떨어지기 때문에 배 아프고 못 먹는 거예요. 위장만 따뜻하게 해주면 소화액 분비가 좋아지고 배 아픈 증상도 함께 좋아집니다."

보통 이런 말 하는 사람은 대부분 자궁냉체질입니다. 위가 차서 소화력이 좋지 않아 식사량이 적습니다.《동의보감》에 보면, "엄지손가락 밑의 하얀 살 부분인 어제(魚際) 부위의 흰 살 부분에 퍼런 핏줄이 있는 것은 위 속에 찬 기운이 있는 것이다"라고 하였는데, 손바닥을 보고 위장이 냉증인지 열증인지를 알 수 있는 것이지요.

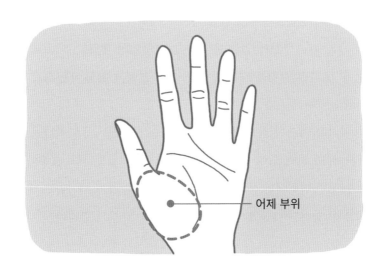

어제 부위

"자, 이제 손바닥 한번 봅시다."

"손바닥은 왜요?"

"이 부분이 어제 부위인데 시퍼렇죠? 위와 장이 차갑다는 말입니다. 위장이 따뜻해지면 이 부분이 정상적인 분홍빛을 띠면서 좋아질 거예요."

어제 부위가 파란 빛을 띠면 위장이 차고, 빨간 빛을 띠면 위장에 열이 있다고 진단을 하게 됩니다. 위장이 차게 되면 소화액의 분비가 잘 되지 않고 위장 평활근의 운동이 약해서 소화기능이 떨어지고, 위무력증, 위하수증, 과민성 대장 증상을 가지고 있는 경우가 많습니다. 소화가 되지 않는다는 이유로 아주 소량을 먹는다든지, 식사를 건너뛰는 경우도 많습니다. 혹은 영양가가 없는 과자, 커피, 초콜릿 등의 기호식품으로 한 끼를 때우는 경우도 많습니다. 이런 잘못된 식습관이 소화력을 더 떨어뜨리고 위장병을 악화시키는 것이지요.

문제는 이런 분들은 피로감을 자주 느끼고 면역력도 약해서 감기에 잘 걸리는데요. 영양가 있는 음식을 충분히 먹지 못하고, 제대로 소화시킬 수 없다면 기혈을 제대로 만들 수가 없어서 항상 피곤하고 결국 면역력도 약화되는 것입니다. 게다가 허리도 약한 경우가 많습니다. 대장의 차가운 기운이 허리 쪽으로 가게 되면 허리근육이 약화되어 조금만 활동해도 허리 힘이 없고, 통증을 유발할 수 있습니다. 요통이라고 하여 모두 허리뼈에만 문제가 있는 것이 아니라, 장이 차가워도 요통이 발생할 수 있다는 것을 알고 장 관리에 신경을 쓰셔야 합니다.

염증 없이 예민한
과민성 방광

여성들의 일상을 괴롭히는 말 못할 질환 중에 방광과 관련된 배뇨질환이 있습니다. 급성 방광염은 자궁습열체질에서, 만성 방광염은 자궁한습체질에서, 과민성 방광은 자궁이 차가운 자궁냉체질에서 많이 나타나게 됩니다.

과민성 방광은 한마디로 방광이 너무 예민해진 상태라서 '예민 방광' 혹은 '긴장성 방광' '신경인성 방광'이라고 부르기도 합니다. 소변이 조금만 차더라도 방광의 감각신경이 과도하게 예민해서 자주 수축하여 소변을 자주 보게 되는 것입니다. 그래서 하루 8회 이상의 빈뇨, 수면 중 2회 이상의 야간뇨, 소변을 참을 수 없는 요절박의 증상이 나타나는 것이지요.

최근 젊은 여성 중 과민성 방광 증상으로 필자를 찾는 분들이 많이 있는데, 80~90%는 자궁냉체질의 여성들입니다. 《동의보감》에는 "신장과 방광이 다 허약하면 방광 속의 기운도 충실하지 못하다"라고 하여 방

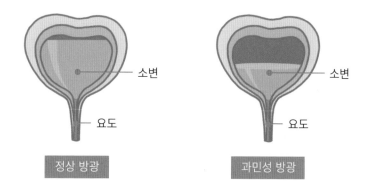

정상 방광   과민성 방광

광의 저장능력이 약해지는 증상에 대해서 기록되어 있습니다.

자궁냉체질 여성은 자궁뿐만 아니라 그 주변의 방광, 질, 요도, 대장, 신장까지 모두 차가워지기 마련입니다. 냉기가 방광으로 들어가게 되면 방광근육이 탄력을 잃고 이완과 수축이 잘되지 않아 소변의 저장 능력과 배출조절 능력을 상실하게 되는 것이죠.

대부분 초기에는 방광염인줄 알고 소변검사부터 각종 검사를 해보지만 염증 반응은 나오지 않고 '과민성 방광'이라 진단을 받으니 환자들은 병원을 돌고 돌아서 필자를 찾아오게 됩니다.

빈뇨 - 26세 직장인

"스물네 살 때 입사한 첫 직장이 상당히 경직된 분위기였어요. 항상 긴장 속에 하루하루를 보냈지요.
처음엔 갑자기 긴장하거나 스트레스를 받을 때만 화장실을 들락날락 거렸는데, 지금은 긴장하지 않아도 1시간마다 화장실에 가야 해요."
"그런 경우를 신경성으로 인한 과민성 방광이라고 합니다."

이처럼 과도한 긴장이나 스트레스로 인해서 과민성 방광이 생기는 경우가 많은데 특히 자궁냉체질에 많습니다. 신경이 예민해지면 방광 신경도 덩달아 예민해지기 때문입니다. 정상 방광은 신축성이 있기 때문에 400~500ml까지 차도 방광 압력이 높아지지 않습니다. 하지만 100~200ml만 차도 부교감신경이 예민하게 자극하여 방광이 수축하기 때문에 소변을 보고 싶다고 느끼는 것입니다.

"그동안 치료는 어떤 것을 받았나요?"

"비뇨기과에서 방광신경을 무뎌지게 한다는 약을 받아서 석 달 정도 복용했어요.

빈뇨는 조금 좋아지는 거 같았는데, 왠지 소변이 더 시원하지 않고, 소화불량이 심해져서 약을 중단했더니 다시 빈뇨가 생겼습니다.

그래서 한방치료를 받아볼까 싶어서 오게 되었습니다."

보통 그런 약은 부교감신경 차단제인 항콜린제인 경우가 많은데요. 방광근육의 수축을 억제해서 소변이 차도 소변을 보고 싶은 것을 못 느끼는 것이지요. 문제는 방광근육의 수축을 억제하다 보니 소변이 시원하게 배출되지 못해서 잔뇨감을 느끼는 경우가 많습니다.

"양약을 안 먹고도 한방치료로 과민성 방광을 치료할 수 있나요?"

"그럼요. 지금 환자분은 자궁냉체질이에요. 자궁이 차가우면 방광도 차가워지고, 방광이 차가워지면 방광신경이 예민해지는 거예요.

자궁과 방광을 따뜻하게 하고 방광 기운을 끌어올려주면, 예민한 방광이 정상으로 회복됩니다."

"야간뇨도 같이 좋아지게 할 수 있나요?"

"보통 몇 번 정도 깨나요?"

"12시쯤 잠들면 꼭 새벽 3시와 5시에 깨서 소변을 봐요."

과민성 방광으로 낮에 빈뇨가 있는 분들은 자는 동안에도 방광이 예민한 경우가 많습니다. 밤에 자다가 야간뇨 때문에 밤잠을 설치는 것이지요. 2주 정도 치료하면 배뇨 간격이 넓어지면서 빈뇨와 야간뇨 횟수가 줄어들게 됩니다.

2주 치료 후 근심 가득한 환자의 얼굴이 밝게 웃음을 띱니다.

"원장님, 이제 새벽 4시에 1번만 깨요."
"네. 좀 더 치료하면 5시경 1번 깨고, 그 뒤로는 야간뇨가 없어질 거예요."

야간뇨는 단지 불편할 뿐 특별한 통증이 없다 보니 치료를 받지 않는 경우가 많습니다. 하지만 야간뇨는 단순히 귀찮은 것이 아닙니다. 깊은 잠을 방해하니 낮에도 피로감이 계속될 뿐만 아니라 면역력이 떨어지니 각종 다른 질환까지 생길 수 있습니다.

만성 방광염을 앓고 난 후 - 32세 미혼 여성

"방광염으로 예전에 치료를 많이 받았어요.
지금은 염증은 없다고 하는데, 방광이 개운치 않고 예민한 것 같아요.
방광이 간질간질 소변이 마려운 듯해서 화장실에 가면 소변이 아주 조금만 나와요."
"소변검사는 해보셨나요?"
"네. 염증은 없다고 하네요."
"지금 증상은 과민성 방광이에요. 방광염은 치료가 되어 염증 반응은 없으나 방광 기능 자체가 회복되지 않아서 생기는 증상입니다."

지금처럼 재발하는 만성 방광염으로 치료를 받은 후에 과민성 방광이 되는 경우가 많습니다. 염증이 생기고 낫고를 반복하면서 방광 자체의 기능이 떨어져버린 것이지요.

"빨리 나으려면 물을 많이 마시는 것이 좋지요?"
"아니요. 과민성 방광은 물을 많이 드시면 안 됩니다."

과민성 방광 여성들이 하는 행동 중에 정말 제대로 알아야 할 것은 '물 마시는 습관'입니다. 방광염은 물을 많이 마셔야 한다는 이야기를 많이 듣다 보니 과민성 방광 여성 환자들이 억지로 물을 2L씩 마시는 경우가 많습니다. 급성 방광염인 경우 방광의 염증을 소변으로 배출시키기 위해서 물을 많이 마시는 것은 좋으나, 과민성 방광인 경우 물을 과도하게 마시면 방광을 더 자극할 수 있습니다. 물론 이뇨 작용이 있는 카페인 음료, 신 과일이나 신 과일 주스도 마찬가지입니다. 물을 적당량 섭취하는 것이 좋고, 야뇨 증상을 피하기 위해서는 저녁 6시 이후에는 최대한 물을 마시지 않는 것이 방광의 정상 기능 회복에 도움이 됩니다. 방광 기능을 회복한 이후에는 물을 충분히 마셔도 상관없습니다.

"혹시 겨울에 더 심해지나요?"
"네 맞습니다."

방광은 차가운 환경에서 더 예민해집니다. 추운 겨울이거나 엉덩이를 찬 곳에 대고 앉거나, 찬 음식을 많이 먹어도 더 민감해질 수 있으므로 주의하시는 것이 좋습니다.

☑ **Check** 과민성 방광 자가진단

● 아래 8개의 질문 중 2개 이상 해당이 되면 전문 한의사의 상담을 받는 것이 좋습니다.

☐ 하루에 8번 이상 소변을 본다 (빈뇨)

☐ 소변이 마려우면 참을 수 없다 (절박뇨)

☐ 자기 전 소변을 더 자주 본다 (빈뇨)

☐ 밤에 잠을 자다가 소변을 1회 이상 본다 (야간뇨)

☐ 잦은 소변으로 업무나 일상생활에 지장이 있다 (빈뇨)

☐ 외출하면 소변이 걱정되어 물이나 음료수를 자제한다 (빈뇨)

☐ 낯선 장소에 가면 화장실을 먼저 찾는다 (절박뇨)

☐ 소변을 참지 못하고 팬티를 적신 적이 있다 (절박뇨)

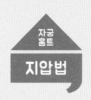

자궁
홀트
지압법

자궁의 냉적을 풀어주는 관원혈

자궁냉체질의 여성은 아랫배에 쌓인 차갑고 단단한 덩어리인 냉적을 풀어주는 것이 중요합니다. 이런 분들께는 자궁을 따뜻하게 양기를 돋우어주고, 인체 내부의 장기에 원기(元氣)를 넣어주는 관원혈(關元穴)을 추천합니다. 관원혈을 눌렀을 때 단단하게 뭉쳐 돌덩이 같은 것이 느껴지면 자궁에 냉적이 많이 쌓여 있다는 뜻입니다. 뭉쳐서 단단한 것이 사라질 때까지 지압을 통해서 풀어주는 것이 좋습니다.

관원혈의 위치

관원혈은 '단전(丹田)'이라고도 하는데, 배꼽과 치골뼈 사이를 5등분 했을 때 아래에서 2번째에 있는 혈입니다.

관원혈 지압하는 방법

- 손의 2, 3, 4번째 손가락을 모아서 지그시 깊게 누릅니다.
  (누른 상태에서 시계 방향이나 혹은 위에서 아래 방향으로 내리듯이 해도 좋습니다.)
- 숨을 내쉬면서 3~5초 깊게 누른 후 숨을 들이쉬면서 손을 천천히 뗍니다.
- 매일 30~50회 해주는 것이 좋습니다.

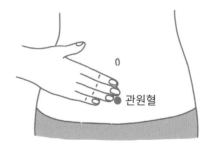

관원혈

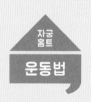

체온을 높이는 손끝 발끝 털기(모관 운동)

자궁냉체질 여성이 가장 힘들어하는 것이 수족냉증, 하복부 냉증, 잦은 감기
입니다. 우리 몸의 온도가 떨어지면 혈관이 수축되면서 피가 원활하게 순환되
지 못하여 심장에서 가장 멀리 있는 손과 발의 끝까지 혈액을 순환시키지 못
합니다. 그래서 손발이 차갑게 되고 하복부도 냉하게 되는 것이지요. 이런
경우 몸의 체온을 올려주는 것이 중요하기 때문에 손과 발의 말초혈관의 혈
액순환을 도와서 체온을 올릴 수 있는 손끝 발끝 털기, 즉 모관 운동을 추천
합니다.

손끝 발끝 털기(모관 운동) 방법
- 자리에 편하게 눕습니다.
- 두 팔과 두 다리를 몸통과 직각이
  되도록 올립니다.
- 팔과 다리를 충분히 흔들어줍니다.
- 1분 정도 흔들고 편하게 내립니다.
- 1분씩 10회 하는 것이 좋습니다.
- 매일 밤 잠자기 전
  하는 것이 좋습니다.

피해야 할 운동
- 수영
- 스키, 스노보드
- 조깅, 빨리 걷기 등의
  땀 빼는 유산소 운동

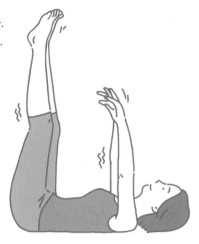

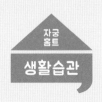

몸을 차갑게 하는 것은 피하고 따뜻하게 보호하라

온찜질과 반신욕

자궁냉체질 여성은 항상 몸의 온도를 어떻게 높일 것인가에 대해서 생각해야 합니다. 겨울철만 되면 환자들 복부에 침을 놓다가 깜짝깜짝 놀랄 때가 있습니다. 복부 피부가 빨갛게 혹은 검게 변해 있는 경우가 있는데, 붙이는 핫팩을 복부나 속옷에 붙였던 자국이었습니다. 겨울철에는 냉기가 피부와 온몸으로 스며드니 그렇게 해야 외출이 편하다고 하는 여성들이 있는데, 대부분 모두 자궁냉체질입니다. 이처럼 본인 건강은 스스로 지키는 것이 좋습니다. 만약 이렇게라도 관리를 하지 않으면 추운 겨울철 퇴근 후 기운은 완전히 바닥나고 피로감을 쉽게 느끼게 됩니다. 잠자기 전에 하복부에 온찜질을 하거나 반신욕을 하면 하복부와 추위에 수축된 골반 내 혈관을 이완시켜 혈류순환에 도움이 되어 활기를 되찾을 수 있습니다.

따뜻한 옷차림

요즘은 여름철에도 조심해야 하는데요. 무더위에 미니스커트나 핫팬츠를 입는 경우가 많은데 차가운 냉방 바람을 쐬다 보니 하체와 자궁이 더 차가워지기 쉽습니다. 그로 인해서 면역력이 떨어질 수 있으므로 항상 몸을 따뜻하게 관리하셔야 합니다. 《동의보감》에 보면 "몸이 차가워지면 오장육부가 약해지고 음식을 제대로 소화시키지 못하여 몸에 좋지 못한 기운이 쌓여서 질병을 일으킨다"라고 되어 있습니다. 최근 많은 연구에서도 체온이 1도 떨어지면 면역력은 30%, 기초대사력은 12%가 떨어진다고 하는데요. 체온이 1도 올라가게 되면 피의 흐름이 좋아지고 호르몬의 분비가 원활해지고 신진대사가 촉진되어 면역력이 올라가게 됨을 기억하시기 바랍니다.

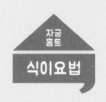

찬 날 음식은 금물, 매운맛 먹고 쓴맛 피하기

아이스커피, 차가운 과일 금물

자궁냉체질 여성이 면역력을 지키기 위해서 꼭 피해야 할 음식이 있습니다. 바로
찬 음식입니다. 다른 사람들이 먹는다고 함께 아이스커피와 빙수를 즐겨 먹으면 안
된다는 거지요. 그뿐만 아니라 차가운 물, 차가운 음료 등은 꼭 피해야 하고요. 과일
은 보통 냉장 보관하는데 냉장고에서 갓 나온 냉한 과일을 바로 먹기보다는 실온에
서 10분 정도 놓았다가 냉기가 살짝 가신 다음에 드시면 탈도 없고 소화도 잘되고
영양흡수가 더 잘됩니다. 냉한 사람이 냉한 과일을 먹게 되면 그렇지 않아도 차가
운 위와 장을 더 차갑게 자극만 할 뿐 영양분을 흡수할 수 없습니다.

회, 샐러드 등 날 음식 줄이기

그와 마찬가지로 찬 성질의 맥주나 생선회 같은 날 음식을 자주 먹게 되면 위와 장
이 더 냉해져서 제대로 소화시키지 못하고 장의 연동운동이 빨라지면서 복통, 설사
를 유발하게 되는데요. 이렇게 설사가 잦으면 영양 흡수가 되지 않기 때문에 살이
빠지면서 기력은 점차 떨어지게 되고 항상 피곤함을 느끼게 됩니다. 결국 면역력은
더 떨어질 수밖에 없죠. 다 함께 똑같은 음식을 먹었다 하더라도 자궁냉체질 여성만
꼭 탈이 나는 이유가 여기에 있습니다. 또한, 섬유소가 많은 샐러드가 몸에 좋기는 하
지만 자궁냉체질 여성은 생으로 먹기보다는 살짝 익히거나 데쳐서 드시는 것이 소화도
잘되고 영양분의 흡수가 더 잘됩니다. 그렇기 때문에 항상 날것보다는 소화가 잘 되
는 익힌 음식, 구운 음식을 먹는 것이 면역력을 지키는 방법입니다.

몸을 따뜻하게 해주는 매운맛

자궁냉체질 개선을 위해서는 몸을 따뜻하게 해주는 매운맛을 억지로라도 조금씩
먹는 것이 좋은데요. 매운맛의 자극은 혈관을 확장시켜 말초까지 혈액을 잘 돌게 해

주기 때문입니다. 매운맛을 내는 식재료에는 고추, 양파, 파, 마늘, 후추, 강황, 무, 겨자, 고추냉이 등이 있습니다. 자궁냉체질의 여성은 위장 운동이 약하고 소화액의 분비가 적기 때문에 소화력이 떨어지기 쉽습니다. 매운맛은 입안의 침샘을 자극하고 위장 점막의 위액 분비를 촉진시켜 소화기능을 도와줍니다. 또한 냉기가 피부로 들어와 시리고 아플 때도 피부의 냉기를 땀으로 배출시켜 통증 완화의 효과를 볼 수 있습니다.

다만, 매운맛을 땀을 낼 정도로 많이 먹으라는 것이 아니라 몸이 따뜻해질 정도로만 먹으라는 말입니다. 자칫 자궁냉체질 여성이 매운맛을 너무 많이 먹으면 땀 배출이 많아져서 몸이 더 냉해질 수 있으므로 주의하는 것이 좋습니다.

차가운 성질의 쓴맛은 피하라

쓴맛은 보통 채소나 뿌리음식에 많이 들어 있는데요. 생으로 먹게 되면 이 쓴맛은 몸속의 열을 대변으로 배출시켜주는 효능이 있습니다. 한마디로 차가운 성질을 가지고 있기 때문에 자궁냉체질 여성이 쓴맛을 먹게 되면 몸이 더 차가워질 수 있습니다. 영양소가 많은 채소나 뿌리음식을 먹을 때에는 꼭 생으로 먹기보다는 데치거나 볶아서 찬 기운을 살짝 제거한 다음에 드시면 좋은 영양소를 더 잘 흡수할 수 있고 몸이 냉해지는 것을 막을 수 있습니다.

좋은 채소
생강, 말린 생강, 토란, 냉이, 달래, 호박, 마늘, 부추, 감자, 고추, 쑥, 피망, 파프리카

좋은 곡식
찹쌀, 백미

좋은 과일
사과, 복숭아, 앵두, 무화과, 밤

좋은 육류, 해산물
닭고기, 소고기, 붕어, 쏘가리, 조기, 대구, 미꾸라지, 양고기, 염소고기

나쁜 음식
- 냉장고에서 바로 나온 차가운 과일
- 조리되지 않은 채소
- 차가운 성질의 돼지고기, 회 종류, 냉면
- 맥주(대신 양주, 소주를 드세요)

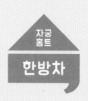

자궁냉체질에 좋은 보온차(保溫茶)

건강

건강(乾薑)은 생강을 얇게 잘라서 말린 것을 말하는데, 생강보다 성질이 더 따뜻합니다. 생강은 피부나 말초 혈관을 확장시켜 피부의 한기와 냉기를 땀으로 배출시키는 발한 작용이 강한 반면에 건강은 위와 장뿐만 아니라 내장기관의 깊은 곳을 덥혀줍니다. 즉, 내장기관의 혈관을 확장시켜 전신으로 흐르는 혈맥의 흐름을 도와주기 때문에 몸속의 냉증뿐만 아니라 냉증으로 인한 모든 질환 개선에 도움이 됩니다.

쑥

쑥, 즉 애엽은 특유의 향과 따뜻한 성질을 가지고 있으면서 여성의 자궁이 있는 아랫배의 차가운 기운을 흩어주는 효능을 가지고 있습니다. 특히, 자궁과 골반강 내의 혈관을 확장시켜 혈류순환을 개선해주기 때문에 자궁냉체질인 사람들에게 좋은 약재입니다. (애엽은 생즙으로 마셔도 좋습니다.)

주요 효능
- 위와 장이 차고 허해서 생기는 **구토, 복통, 식욕부진 , 설사, 묽은 변**
- 혈액순환 장애로 인한 **수족냉증과 불면증**
- 폐가 차가워서 생기는 **기침과 천식, 잦은 감기**
- 근육과 관절에 냉기가 들어가서 생기는 **저림과 근육통, 관절통**
- 자궁이 차서 생기는 **월경통, 월경불순, 난임**
- 방광이 차서 생기는 **과민성 방광, 빈뇨, 야뇨, 절박뇨, 요실금**
- 자궁과 질이 차서 생기는 **물 같은 냉, 냉대하**

건강과 쑥을 이용한 '보온차' 만드는 방법

- 물 2L에 건강 10g과 쑥 3g을 넣고 펄펄 끓이다가 약한 불로 1시간 정도
  은근히 끓입니다.
- 따뜻하게 하여 하루 3번(약 100cc) 드시는 것이 좋습니다.

주의 사항

- 열이 많거나 코피 등의 출혈 증상이 있는 경우는 주의하셔야 합니다.
- 안면홍조가 있거나 혈압이 높은 경우는 맞지 않습니다.
- 임산부의 경우 복용하면 안 됩니다.

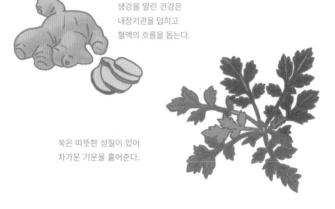

생강을 말린 건강은
내장기관을 덥히고
혈맥의 흐름을 돕는다.

쑥은 따뜻한 성질이 있어
차가운 기운을 흩어준다.

② 자궁울체체질

피부가 아니라 속 열 문제인

안면홍조

안면홍조증은 얼굴 부위의 모세혈관이 일시적으로 확장되어 얼굴이 붉어지고 화끈거림, 혹은 발진을 나타내는 증상입니다. 얼굴 피부의 혈관은 일반적으로 외부의 온도와 감정의 변화에 민감하게 반응하게 되는데요. 특히 자율신경의 조절에 의해 혈관이 확장되었다가 줄어들게 되는데, 수축 작용이 정상적으로 잘 되지 않아 모세혈관에 혈액이 정상보다 오랜 시간 고여 있는 상황입니다.

얼굴색은 하얀 우윳빛 피부에 윤기와 혈색이 도는 것이 건강한 혈색이라고 합니다. 그런데 자궁울체체질 여성은 가슴 부위에 화(火)가 많아 속 열이 위로 올라가기 쉬운 체질입니다. 속 열 때문에 확장된 얼굴의 모세혈관이 바로 회복되지 못하여 볼 부위뿐만 아니라 턱, 코, 이마까지도 장시간 벌겋게 보여 사회생활에 어려움을 겪기도 합니다.

예로부터 '두한족열(頭寒足熱)'이라 하여, 머리는 시원하고 발은 따뜻해야 건강하다는 말이 있습니다. 차가운 기운은 위로 올라가 머리와 가슴의 열을 식혀주고, 따뜻한 기운은 아래로 내려와 자궁과 하복부를 데워서 기혈순환이 잘되어야 하는데요. 자궁울체체질은 반대로 열이 위로 올라가 얼굴을 붉게 만들고 아래로 냉기가 내려오니, 얼굴은 화끈거리고 덥지만 손발은 차가운 경향을 띠게 되는 것이죠. 얼굴의 열은 자궁의 울체에서 시작됩니다. 자궁의 울체를 풀어주고 얼굴의 열을 내려주면 안면홍조가 자연스럽게 개선이 되고 전신의 건강도 찾을 수가 있는 것입니다.

선천적인 체질 - 27세 직장 여성

"저는 어릴 때부터 안면홍조가 있었어요. 직장에서 사람들 만날 때 '너 볼이 빨갛다' 이런 말 들으면 상당히 신경이 쓰여요."
"가족 중에 안면홍조 있는 분이 있으신가요?"
"네, 엄마랑 언니요. 근데 제가 유독 심한 것 같아요."

어릴 때부터 이런 증상이 있었다면, 유전적인 영향일 수 있습니다. 알고 보니 이 환자의 어머님과 언니 분도 자궁울체체질이었습니다. 유전적 영향을 받았다 하더라도 자궁울체체질을 개선하여 얼굴 부위의 열을 내려주면 안면홍조가 개선될 수 있습니다.

"화끈화끈하고 따갑고 가려워요.

특히 겨울에 추운 데 있다가 따뜻한 데 가면 더 심해져요.

얼굴이 홍당무처럼 촌스러워 보이는 것도 너무 싫고요."

추운 곳에서는 혈관이 축소되어 있다가 갑자기 따뜻한 곳에 들어가면 그 보상작용으로 혈관을 더 많이 확장하게 됩니다. 특히 겨울철 야외에서 장시간 일하시는 분들, 등산이나 스키 타시는 분들은 얼굴이 차가운 냉기에 노출되지 않도록 하셔야 합니다. 온도 차이가 많이 날수록 안면홍조는 더 심해질 수 있기 때문에 목도리나 마스크 등을 착용해서 최대한 피부가 느끼는 온도 차이가 나지 않도록 해주는 것이 좋습니다.

"요즘 점점 심해지는 느낌이 드는데요.

볼뿐만 아니라 턱까지도 빨갛고 뜨거운 느낌이 들어요.

좁쌀여드름까지 생기니 화장도 잘 안 받고 자신감이 떨어지고 대인기피증까지 생길 지경이에요."

안면홍조는 초기에 제대로 치료하지 않으면 발진이나 농포 등 염증성 변화가 생기게 됩니다. 얼굴이 빨간 것도 스트레스인데, 염증까지 생기면 여성들은 더욱 스트레스를 받지요. 오래되면 염증 부위에 색소침착이 돼서 거뭇거뭇해지고 칙칙해지고 울퉁불퉁해지기 때문에 반드시 초기에 치료를 해야 합니다.

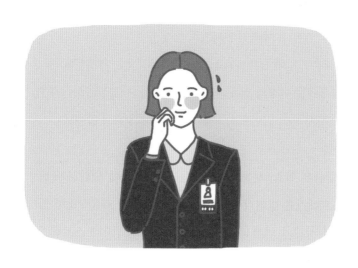

긴장성 안면홍조 – 23세 취업준비생

"원장님, 저는 긴장하면 얼굴이 쉽게 빨개져요.

문제는 취업면접을 볼 때도 얼굴이 빨개져서 자꾸 떨어지는 거 같아요.

이번에 반드시 치료하고 다음에 꼭 좋은 인상으로 합격하고 싶어요."

"어릴 때 혹시 깜짝깜짝 놀랄 일이 있었거나, 많이 혼이 나는 환경이

었나요?"

"네. 아버지가 많이 엄하셨어요. 항상 아버지한테 혼날까 봐 전전긍긍

했던 거 같아요."

이 여성은 원래 자궁냉체질인데 외부의 자극적인 환경 때문에 자궁

울체체질로 변한 경우였습니다. 자주 놀라다 보니 자궁이 긴장되어 순

환이 되지 않고 심장에 화(火)가 쌓여서 생긴 안면홍조인 것이죠.

"평소에도 깜짝깜짝 잘 놀라지 않나요?"

"네. 맞아요. 작은 소리에도 잘 놀래요. 항상 긴장하고 사는 것 같아요."

"네. 이런 경우에는 심장의 열을 내려주면서 심장 기능을 강화시켜주면 긴장도 덜하게 되고 안면홍조도 좋아질 테니 걱정하지 마세요."

얼굴의 모세혈관은 놀람, 분노, 화와 같은 감정 변화에 민감하게 반응을 합니다. 스트레스를 받거나 긴장을 많이 하게 되면 자율신경이 항진되는데요. 이런 상태가 반복되다 보면 정신적인 긴장이나 스트레스가 없는 상태 즉, 살짝 생각만 하거나 피곤한 상황이 되어도 얼굴로 열이 올라서 벌겋게 되어버립니다. 심한 경우에는 밤에도 얼굴에 열이 올라서 잠에 들지 못하거나 깊게 자지 못하고 깨기도 합니다. 이럴 땐 기다린다고 열이 내려가지 않습니다. 특히 '열이 위로 올라가는 상황'을 피하는 것이 포인트입니다. 즉, 정신적 스트레스뿐만 아니라 교감신경을 흥분시키는 술이나 카페인 음료, 그리고 외부적으로 더운 환경을 피하는 것이 가장 중요합니다.

"그동안 어떤 치료를 받았었나요?"

"레이저 치료가 혈관을 수축시켜준다고 해서 받아봤는데, 그때뿐이고 다시 원상태로 돌아오더라고요. 이렇게 치료하면 재발 안 하는 거죠?"

"네. 레이저 시술은 혈관을 수축시켜 일시적으로 효과를 볼 수 있으나, 속 열이 오르면 다시 홍조가 생길 수 있어요.

중요한 것은 겉에서 치료하는 것이 아니라 속 열을 근본적으로 제거해주는 것입니다."

안면홍조가 있다고 하여 피부과에서 외적인 시술을 받는 분들이 많은데요. 아무리 외적인 치료를 한다고 하더라도 속 열이 다시 오르면 재발하기 쉬운 질환이기 때문에 내적인 자궁체질을 개선하는 근본 치료가 더 중요합니다. 또한 피부가 얇은 사람은 레이저 시술 후 피부가 더 민감해질 수 있으므로 주의하는 것이 좋습니다. 피부가 두꺼운 사람은 안면홍조가 오래되면 열 때문에 피부 탄력이 떨어져서 모공이 넓어질 수 있기 때문에 초기에 치료받는 것이 좋습니다.

열이 위로 치받은
뒷목과 어깨 통증

만성적인 어깨 통증과 뒷목 통증으로 고생하는 여성들이 많습니다. 《동의보감》에 "담음다위비통(痰飮多爲臂痛)"이라 하여 "담음이 있으면 팔이 아프다", 또한 "폐와 심의 사기(邪氣)가 양쪽 팔굽으로 간다"라고 기록되어 있습니다. 평소 우리가 흔히 '담 결렸다'라고 말하는 것이 바로 대사 과정에서 생긴 노폐물인 담음(痰飮)이 순환을 막았다는 것을 이야기하는 것입니다.

냄비에 물을 끓이면 냄비뚜껑 안쪽에 뜨거운 물방울이 맺히지요? 뜨거운 물방울은 통증을 일으키는 담음이라는 노폐물이고, 끓이는 불은 화(스트레스)라고 할 수 있습니다. 냄비뚜껑은 오장육부를 덮고 있는 목과 어깨의 근육이고요. 자궁울체체질은 과로나 스트레스를 많이 받으면 가슴 부위 즉, 폐와 심장 부위의 열이 노폐물인 담음과 결합하여 뒷목과 어깨 통증을 일으키기가 쉽고, 통증 또한 심하게 나타납니다. 목과 어깨의 관절을 움직일 때 무겁고 쑤시는 느낌을 느끼기도 하고 심한 경우 위로는 목줄기를 타고 두통, 어지럼증, 눈 침침함, 집중력 감퇴 등의 증상을, 아래로는 팔과 손의 저림, 부종을 느끼게 됩니다. 요즘 여성들은 하루 종일 같은 자세로 앉아서 팔을 사용해야 하는 일이 많습니다. 스트레스가 많은 학생, 취업 준비생, 직장인과 주부들에게 많이 나타나는 질환이라고 할 수 있습니다.

스트레스로 뭉친 담 - 34세 육아 중인 주부

"저 갑자기 목이랑 어깨가 안 돌아가요."

"언제부터 그러세요?"

"일주일 전이요. 아침에 일어나는데 갑자기 뒷목이 뜨끔하더라고요."

"평소 스트레스가 많았나요?"

"네, 지금 육아휴직 중인데 복귀 문제로 고민이 많았어요."

"속을 많이 끓이게 되면 목과 어깨의 인대와 근육에 염증 유발 물질이 많이 생기게 됩니다. 이런 상황에서 갑자기 인대와 근육이 수축하면서 생긴 증상이에요."

누구나 스트레스를 받지 않고 살 수는 없잖아요? 하루에도 수십 번씩 화가 오르고 내리고를 반복하게 됩니다. 자궁울체체질은 가슴에 담이 많이 뭉쳐 있는 체질이에요. 여기에 스트레스인 화가 뭉쳐버리니 담화(痰火)가 위로 올라서 목과 어깨 관절의 인대와 근육에 염증을 일으킨 것이지요. 염증 상태이기 때문에 소염진통제나 근육이완제를 복용하면 일시적으로 덜해지는 느낌이 드실 거예요. 하지만 시간이 지나면 또다시 증상이 생기고 반복되는 만성 염증 상태가 되고, 진통제로는 해결이 되지 않습니다. 자궁울체체질의 담화를 없애주는 치료를 하게 되면 근육과 인대의 경직이 풀어지면서 통증도 사라지고 목과 팔의 가동 범위가 넓어지게 됩니다.

"목이랑 어깨근육이 뭉쳤구나 생각했는데, 어느 날 보니 상체만 살이 더 찐 것 같아요."
"네. 맞습니다. 자궁울체체질은 상체비만이 많습니다."

사람마다 노폐물이 쌓이는 순서가 있는데요. 자궁울체체질은 노폐물이 상체부터 쌓이기 시작하기 때문에 목, 어깨, 윗팔뚝에 피하지방이 많이 쌓이게 됩니다. 여성들 중에 상체가 더 커 보이고 하체는 날씬한 경우가 여기에 해당되는데요. 실제 몸무게보다 더 많이 나가 보이기 때문에 상체의 열과 노폐물을 제거해주는 것이 중요합니다.

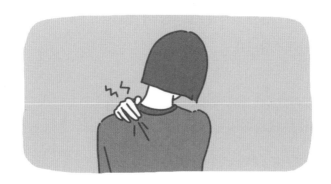

거북목(일자목)과 굽은 어깨 - 38세 직장 여성

"현재 대기업에서 중책을 맡고 있는데, 목과 어깨가 너무 아파요.
이런 증상은 회사 입사 초기에 생겼는데, 10년 넘게 반복되어 만성통
증이 되었는지 이제는 쉬어도 통증이 가라앉지 않아요."
"목뼈를 한번 봅시다. 거북목이네요."
"네. 맞아요. 거북목이라고 진단받았어요."

거북목은 컴퓨터를 많이 사용하는 사무직 직장인의 80%가 앓고 있
을 정도로 흔한 직업병이라고 할 수 있습니다. 7개의 목뼈는 거의 볼링
공 하나의 무게를 지탱하고 게다가 상하좌우 운동까지 해줘야 합니다.
그만큼 목 주변의 많은 근육은 우리가 아침에 일어나는 순간부터 잠자
리에 들 때까지 하루 종일 긴장을 가장 많이 하는 근육이라 할 수 있습
니다. 자궁울체체질 여성은 화가 뒷목과 어깨로 많이 올라가다 보니,
목과 어깨가 긴장되기 쉬운 체질입니다. 특히 컴퓨터를 장시간 사용하
면 자신도 모르게 목이 앞으로 나가고 어깨가 앞으로 구부려지는 자세
가 되기 쉽습니다. 이렇게 잘못된 자세로 장시간 일을 하게 되면 C자형
의 목뼈가 펴지면서 일자형으로 변하게 됩니다. 그래서 '일자목' 혹은
'거북목'이라고 합니다.

"목도 아프지만 등도 아프고 허리도 아파요."
"그런 증상들이 모두 거북목에서 오는 증상입니다."

거북목은 당연히 머리 무게를 분산하지 못해서 목 주변과 어깨근육까지 긴장되어 통증을 유발합니다. 심한 경우 척추를 타고 흉추, 요추까지 내려오면서 등 통증, 요통을 유발하기도 합니다. 치료도 중요하지만, 오랜 시간 고개를 숙이고 컴퓨터나 핸드폰을 보지 않으려 노력하고, 평소 바른 자세를 하고 있는지 항상 체크해보는 게 좋습니다. 너무 낮은 책상과 의자는 피해야 하고 모니터는 눈높이로 맞추어 고개를 숙이지 않도록 해야 합니다. 또한 1시간마다 스트레칭을 통해서 목과 어깨의 근육이 긴장되지 않도록 풀어주는 것이 좋습니다.

"출근해 책상에 앉는 순간부터 통증이 시작되는데, 퇴근 무렵이 되면 참을 수 없을 정도로 통증이 극심해져요.
요즘은 실적 평가 때문에 스트레스가 더 많아서인지 야근하고 들어가면 밤에 더 쿡쿡 쑤셔서 잠들기 어렵습니다. 어떨 때는 아파서 자다가 깨기도 합니다."

거북목으로 인한 통증은 스트레스를 받게 되면 더욱 심해지고, 활동하는 낮보다는 밤에 더 심해지는 특징이 있습니다. 스트레스를 받게 되면 교감신경이 더 긴장되면서 근육을 더욱 수축시키고 근육의 혈류순환을 방해합니다. 이렇게 낮 동안 근육에 쌓인 염증성 피로물질이 밤에는 통증을 더 심하게 일으킵니다. 잠자기 전 목과 어깨 스트레칭을 해주는 것이 좋고 베개는 높은 것보다는 낮은 것으로 서서히 교체하는 것이 좋습니다. 자궁울체체질의 여성은 체질 개선으로 가슴에 막힌 화를 내려주어 목과 어깨의 과도한 긴장을 풀어주는 것이 가장 중요합니다.

그리고 항상 바른 자세를 하도록 노력하고, 스트레스 관리에 신경을 써야 합니다.

자궁에도 울화가 쌓이는
화병

'화병'이 1995년 미국 정신의학회에서 한국에만 있는 문화 관련 증후군의 하나로 등재됐다는 사실을 아시나요? 다른 나라에는 없는 화병, 우리나라 여성들에게는 왜 이렇게 많을까요? 과거 사회문화적으로 '여자는 참고 살아야 한다'는 것을 미덕으로 여기던 시절이 있었지요. 지금은 많이 변했다고는 하지만 최근에도 우리나라 여성의 4~5% 정도가 화병을 앓고 있다고 합니다. 부모에게, 상사에게, 남편에게, 시부모에게 해야할 말을 하지 못하고 끙끙 참고 삭이면서 병을 만들게 된 것이지요. 특히 자신의 감정을 직접적으로 표현하지 못하는 내성적인 여성들이 내면에 분노와 걱정, 우울감 등이 쌓여서 화병이 생기는 경우가 많습니다. 화병은 원래 40~50대 여성들에게 특히 많이 나타나는 질병이었지만 요즘은 10대 학생들, 20~30대 직장인들에게서도 많이 나타나고 있습니다.

화병을 울화병이라고도 하죠. 화는 기본적인 스트레스부터 분노, 근심, 슬픔, 억울함, 공포감, 놀람 등의 감정 상태를 포함하는데요. 그런 감정적인 화가 쌓이면 울화(鬱火)를 만들고, 울화는 우리 몸에 중요한 진액을 태우고 말려서 담화(痰火)를 만들게 됩니다. 이 담화가 신체 곳곳을 돌아다니면서 정신적인 질환부터 통증과 같은 신체적인 질환을 일으키게 되는 것입니다. 남성들은 울화가 간에 쌓이고, 여성들은 자궁에 쌓이게 됩니다. 그래서 '화병'은 화를 분출하지 못하고 쌓아두는 자궁울체체질에서 많이 나타나는 것입니다.

사실 환자가 스스로 화병이라고 생각하고 "저 화병 치료하러 왔어요"라고 하는 경우는 거의 없습니다. 대부분 각종 검사에서 어떠한 이상 소견도 발견할 수 없는데 계속 불편감을 호소해, 상담을 하다 보면 화병이 원인인 것이지요. 분노나 억울한 감정이 쌓이고 쌓여서 풀어내지 못하면 우울증으로 악화되기도 합니다. 울화가 오래되면 혈액을 끈적끈적하게 만들어 동맥경화, 고혈압, 심장질환, 중풍과 같은 혈관질환을 유발할 가능성도 높아지게 됩니다.

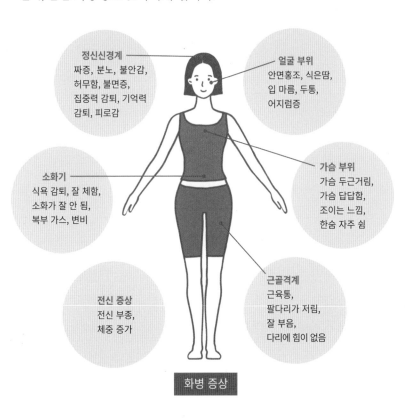

정신신경계
짜증, 분노, 불안감,
허무함, 불면증,
집중력 감퇴, 기억력
감퇴, 피로감

얼굴 부위
안면홍조, 식은땀,
입 마름, 두통,
어지럼증

소화기
식욕 감퇴, 잘 체함,
소화가 잘 안 됨,
복부 가스, 변비

가슴 부위
가슴 두근거림,
가슴 답답함,
조이는 느낌,
한숨 자주 쉼

전신 증상
전신 부종,
체중 증가

근골격계
근육통,
팔다리가 저림,
잘 부음,
다리에 힘이 없음

화병 증상

매핵기 - 23세 시험 준비 중인 여성

단골로 다니던 여성 환자가 어느 날 딸을 데리고 왔습니다.

"원장님, 저희 딸 좀 봐주세요.
목에 뭐가 걸린 것같이 답답하다고 해서 이비인후과 검사도 해보고, 역
류성 식도염인가 해서 내시경도 해보았는데 아무런 이상이 없대요. 그
런데 저희 딸은 계속 불편해서 마른 기침을 수시로 하고 있으니 듣는
저도 스트레스가 되고, 도서관에서 공부하는데 눈치가 보이나 봐요."
"지금 무슨 일 하세요?"
"취직 시험 준비 중인데, 몇 번 낙방을 해서 많이 힘든가 봐요."
"아, 그렇군요. 맥을 보니 심장에 열이 많이 끼어 있어요.
한의학에서 '매핵기(梅核氣)'라고 하는데 화병이 원인이에요. 따님이
스트레스가 너무 많았나 보네요."

그제야 자신의 마음을 알아주는 것 같은지 그동안 한마디 없던 딸의
눈에 눈물이 맺혔습니다. '매핵기'는 한의학에서 '목에 매실 씨앗이 걸
린 것 같다'라고 하는 증상입니다. 스트레스가 지속되면 화기(火氣, 스
트레스)가 뭉쳐서 목, 흉골, 명치 부위로 올라가게 되는데요. 환자가 느
낄 때는 가래가 낀 것 같기도 하고, 솜뭉치가 걸린 듯하기도 하여 뱉어
도 나오지 않고 삼켜도 내려가지 않아 항상 답답하고 갑갑하게 느껴집
니다. 게다가 여기저기서 검사를 해도 원인을 알 수 없으니 한의원으로
찾아오시는 것이지요. 순수하고 내성적인 성격인 따님이 시험 낙방으

로 인한 슬픔을 엄마에게 드러낼 수도 없으니 본인 스스로 삭히고 삭히면서 병이 된 것입니다. 이럴 땐 주변 가족들의 도움이 많이 필요합니다. 지금 힘들고 어려운 상황을 너무 심각하게 받아들이지 않도록 옆에서 다독여주고 이해해주는 것이 중요합니다. 가슴의 울체를 환자 스스로 풀 수 없다면 한약과 침 치료를 받는 것이 좋습니다.

불면증과 가슴 답답함 – 남편의 외도를 알게 된 45세 여성

"원장님, 머리에 불이 붙은 것처럼 열이 올라요. 얼굴이 뜨겁고 가슴도 화끈화끈해요."

"언제부터 그러세요?"

"3년 동안 두 집 살림을 한 남편의 외도를 알고 나서부터예요."

"아직 용서도 안 되고, 놓아주지도 못 하셨나 봐요."

"제가 얼마나 힘들게 살았는데, 저를 두고 애들도 있는 사람이 어떻게 외도를 해요?"

"그런데, 그거 놓아주지 못하면 본인만 병이 생겨요. 얼른 풀어내셔야 해요."

보통 분노와 증오가 일어났을 때 몇 시간이 지나면 흥분이 가라앉고 안정이 되어야 합니다. 그런데 이런 화가 올라가서 내려오지 않는 상태인 거지요. 기운이 위로 올라가면 혈액도 함께 위로 올라가서 안면홍조가 생길 정도로 얼굴 피부의 온도가 올라가게 됩니다.

"요즘은 밤에 잠이 안 와서 술을 한 잔씩 해요."

"술은 절대로 안 됩니다."

　괴로운 일이 있을 때 술 마시면 풀어지는 듯이 보이지만, 그건 그때 한순간 기분만 그런 거예요. 습관적으로 자기 전에 혼자 술을 마신다거나, 친구들과 어울려 만취하는 경우가 많은데요. 술은 교감신경을 자극해 불면증, 불안, 신경과민을 불러일으키고 과도한 흥분으로 충동 조절 능력을 떨어뜨리기 때문에 감정기복이 더 심해지고 폭력성을 나타낼 수도 있습니다. 더 무서운 것은 사실 의존성이지요. 매일 밤 술을 마셔야 잠이 들고, 술을 마시지 않으면 불안하고 우울해지고 더 많은 술을 찾게 됩니다. 술을 마시는 동안은 스트레스가 풀리는 것처럼 느껴지지만, 결국 다음 날이 되면 술독으로 간에 화가 더 쌓이고 가슴에 울체가 더 생기게 될 뿐입니다. 자궁울체체질의 여성인 경우 술의 종류와 상관없이 단 한 잔의 술도 마시지 않는 것이 좋습니다.

"그럼 어떻게 해요?"

"제가 방법을 알려드릴게요. 최대한 화를 밖으로 내보내세요."

　낮에 친구들과 수다 떠는 것도 좋고, 노래나 관악기를 배우러 다니는 것도 좋아요. 노래 부르는 것은 호흡을 깊게 할 수 있기 때문에 가슴 열을 풀어낼 수 있거든요. 힘들고 답답할 때는 집에 혼자 있는 것보다는 야외에서 운동하는 것이 좋은데요. 등산을 추천합니다. 좋은 공기도 마시고 육체적인 움직임을 통해서 정신적인 긴장 완화에 도움이 되기 때문이에요. 그리고 분노와 미움의 감정을 풀과 나무, 꽃을 보면서 다른 것으로 돌릴 수 있으니, 감정을 떠나서 모든 상황을 좀 더 객관적으로 바라보는 여유를 가지실 수 있게 됩니다.

온몸이 다 쑤시는 근육통 – 시어머니 문제를 호소하는 36세 여성

"저는 어깨랑 팔이 아팠다가, 다리가 아팠다가, 또 머리가 아팠다가… 온몸이 쑤시고 아파서 하루하루 괴로워요."

"병이 여기저기 돌아다니네요."

"네, 맞아요. 어떻게 아셨어요?"

"화병이라서 그래요. 화가 오래되면 진액을 말려서 담음을 만드는데, 이것이 여기저기 근육과 뼈 사이로 돌아다니면서 혈액순환을 방해하고 통증을 유발합니다.

병이 여기저기 옮겨 다니니 꼭 꾀병처럼 보이지요."

화병은 여기저기 다녀봐도 명확한 진단명이 없으니 물리치료를 받거나 진통제에 의존하는 분들이 많습니다. 그날은 괜찮다가 다음 날 되면 또다시 증상이 몰려오니 답답하죠.

"왜 이렇게 화가 잔뜩 들었을까요?"

"시어머니요. 얼마나 절 미워하고 시집살이를 시켰는지 몰라요. 시어머님 살아계실 때는 제가 얼마나 긴장을 하고 살았는지 아픈지도 몰랐어요.

이제 돌아가시고 나니 긴장이 풀렸는지 여기저기 계속 아픈 곳만 나오네요.

진통제만 자꾸 먹게 되는데, 그래도 통증은 없어지지 않아요."

그동안 시집살이를 얼마나 했는지, 얼마나 속을 끓이셨는지 말만 들어도 짐작이 갑니다. 그런 정신적인 긴장과 육체적인 긴장이 풀어지면서 화가 돌아다니니까 통증이 생기는 것이지요.

한마디로, 팔다리 통증을 치료해야 되는 것이 아니라, 온몸에 돌아다니는 화를 잡아야 합니다. 진통제로 해결되는 것이 아니라는 것이죠. 몸속의 화를 잡으면 혈류순환도 좋아지고 통증도 모두 사라질 수 있습니다.

스트레스를 풀어주는 전중혈

자궁울체체질 여성의 가슴에 쌓인 화를 풀어서 위아래로 통하게 해주는 혈자리가 어딘지 아시나요? 바로 가슴에 있는 전중혈(膻中穴)입니다. 전중혈을 눌렀을 때 통증이 흉골(가슴뼈)에만 느껴지면 대부분 화병이나 스트레스인 경우가 많지만, 그 통증이 심장 쪽으로 뻐근하거나 등 쪽까지 찌릿하게 느껴진다면 심장질환을 의심해봐야 합니다. 만약 이 부분에 통증이 느껴진다면 통증이 덜해질 때까지 지압을 통해서 풀어주는 것이 좋습니다.

전중혈의 위치

전중혈은 양쪽 유두의 한가운데 흉골에 위치하는데요. 스트레스 상태뿐만 아니라 심장의 피로나 혈류순환을 나타내는 진단점이면서 동시에 치료점입니다.

전중혈 지압하는 방법

- 손의 2, 3, 4번째 손가락을 모아서 지그시 깊게 누릅니다.
- 누른 상태에서 시계 방향으로 돌려도 좋고, 위에서 아래 방향으로 내리듯이 해도 좋습니다.
- 숨을 내쉬면서 3~5초 깊게 누른 후 숨을 들이쉬면서 손을 천천히 떼세요.
- 30~50회씩 1일 3번 해주는 것이 좋습니다.

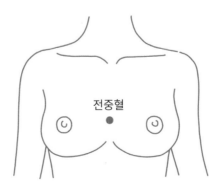

전중혈

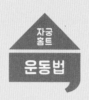

자궁
홈트
운동법

화를 풀어주는 가슴 활짝 펴기(물고기 자세) 운동

자궁울체체질 여성은 대부분 숨 쉬기 힘들고, 가슴이 답답하고, 심한 경우 가슴 통증을 느끼기도 합니다. 게다가 어깨와 등을 앞으로 수그린 자세가 되면서 흉부의 순환을 막아 깊은 호흡을 하지 못하고 더욱 화가 쌓이게 됩니다. 특히 어깨 통증, 두통, 불면증, 안구 통증, 귀 울림, 어지럼증 등의 증상뿐만 아니라 등쪽의 흉추 3~7번까지 답답한 통증을 느끼게 됩니다. 이런 경우에는 가슴을 활짝 열고 호흡을 깊게 할 수 있는 가슴 활짝 펴기(물고기 자세)를 추천합니다.

가슴 활짝 펴기(물고기 자세) 운동 방법
- 자리에 편하게 눕습니다.
- 베개를 등 쪽에 놓습니다.
- 숨을 내쉬면서 천천히 힘을 뺍니다.
- 약 1분간 깊은 호흡을 합니다.
- 베개를 등의 위아래로 옮기면서 깊은 호흡을 합니다.
- 매일 밤 잠자기 전 하는 것이 좋습니다.
- 각 위치마다 1분씩 약 10분 이상 하는 것이 좋습니다.
- 폼롤러나 짐볼을 이용하면 더욱 좋습니다.

피해야 할 운동
- 핫요가, 줄넘기, 조깅

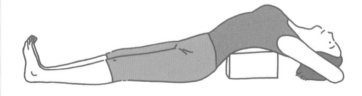

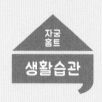

스트레스는 풀어내고 더운 곳은 피하라

노래를 부르고 춤을 춰라

자궁울체체질 여성은 생각과 고민을 담아두려는 성향이 있습니다. 안 좋은 일과 생각은 툭툭 털고 잊어야 하는데, 가슴에 쌓이고 쌓이다 보니 결국 병을 만드는 것이지요. 하지만 스트레스는 스스로 풀려고 하지 않으면 절대 풀어지지 않습니다. 비우는 것! 이것도 사실 연습이 필요합니다. 자궁울체체질 여성에게는 '노래를 부르고 춤을 추라'고 추천하고 싶습니다. 노래를 부르거나 춤을 출 때는 나도 모르게 깊은 호흡을 하게 됩니다. 깊은 호흡을 통해서 가슴속의 뜨거운 열기를 밖으로 분출할 수 있습니다.

또 한 가지는 몸을 많이 움직이는 것이 좋습니다. 집안일이나 노동을 말하는 것이 아니라 기쁜 마음으로 몸을 자유롭게 움직이는 것을 말합니다. 노래든 춤이든 그 1시간 동안 근심 걱정은 모두 잊고 나 자신에게 몰두해서 웃을 수만 있다면 당연히 몸속의 화(스트레스)는 풀어지기 마련입니다. 이것이 여의치 않다면 골반 속의 막힌 기운을 풀 수 있도록 매일 30분 이상 훌라후프 돌리기를 추천합니다.

사우나는 피하라

모든 여성들에게 사우나가 맞는 건 아닙니다. 자궁습담체질과 자궁한습체질은 몸속의 노폐물이 많기 때문에 사우나에 가서 땀을 쭉 빼고 오면 스트레스가 풀리고 몸이 가볍다고 합니다. 가장 맞지 않는 체질은 자궁울체체질입니다. 가슴에 화가 많아서 더운 곳에 들어가면 열이 더 오르기 때문에 '머리가 아프다' '가슴이 더 답답해진다'라고 이야기합니다. 특히 안면홍조가 있는 자궁울체체질 여성이라면 얼굴 피부의 모세혈관이 더 확장되어 증상이 더 심해질 수 있으니 반드시 피하셔야 합니다. 이보다는 열이 아래로 내려올 수 있도록 산책, 요가 등 가벼운 활동으로 안정을 시키는 것이 좋습니다.

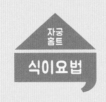

자궁
홈트
식이요법

카페인과 찬 음료 주의, 매운맛 줄이고 짠맛 즐기기

카페인 식품을 피하라

커피 좋아하는 분들 많으시지요? 적정량의 카페인은 피로 회복과 집중력을 강화시
키는 효능이 있습니다. 하지만 자궁울체체질에게 카페인 음료는 혈관을 수축시키
고 교감신경을 흥분시키기 때문에 가슴속의 불에 기름을 붓는 격입니다. 커피뿐
만 아니라 녹차, 홍차, 초콜릿, 커피아이스크림 등 카페인이 많이 함유된 식품은 피
하는 것이 좋습니다. 쉽게 구할 수 있는 진통제나 감기약, 피로회복제에도 카페인이
소량 들어가 있기 때문에 주의해야 합니다.

찬 음료를 주의하라

이런 분들은 가슴에 열이 많아서 특히 찬물이나 찬 음료, 얼음물을 즐겨 마십니다. 일
시적으로 가슴을 시원하게 할 수는 있으나 소장과 대장을 차갑게 하여 장 기능을 약
화시킬 수 있습니다. 따라서 너무 차갑지 않은 미지근한 물을 마시는 것이 좋습니다.

매운맛이 과하면 울체가 더 심해진다

스트레스 받을 때 어떤 음식이 가장 먹고 싶은가요? 얼큰한 부대찌개? 매운 짬뽕?
매운 닭발? 맞습니다. 매운맛입니다. 한의학에서 매운맛은 '신산결(辛散結)', 즉 맺
힌 것을 풀어주는 효과가 있다고 기록되어 있습니다. 매운 것을 먹으면 혈류순환
이 좋아지고, 땀 배출이 원활해져 울체된 기운이 발산되기 때문에 답답한 기분이
풀어지는 느낌이 있습니다. 게다가 매운맛의 자극적인 고통을 줄이기 위해 엔도
르핀을 분비하기 때문에 기분이 좋아지고 통증을 덜 느끼게 됩니다. 간혹 이 때문
에 매운맛에 중독이 된 사람들이 있는데요. 그런데 적당한 매운맛이 아닌 자극적
으로 매운맛을 너무 자주 즐기다 보면 부작용이 생깁니다. 그리고 또 다른 노폐물
을 만들면서 울체가 더 심해질 수 있습니다. 한의학에서는 "매운맛이 지나치면 힘
줄과 혈맥(혈관)이 상한다"라고 기록되어 있습니다. 따라서 특히 위궤양이 있는

경우 위 점막을 자극해 더 악화시킬 수 있으므로 너무 과하게 먹는 것은 피하는 것이 좋습니다.

화를 풀어주는 짠맛을 즐겨라

한의학에서 짠맛은 몸속의 화열(火熱)로 뭉친 것을 연하게 하여 대소변으로 배출시켜준다고 하는데요. 또 "짠맛은 신장으로 들어가 신장의 기능을 강화시켜준다"라고 기록되어 있습니다. 그래서 한약을 처방할 때 어떤 약재는 소금물에 담갔다가 말리거나 볶아서 사용하기도 합니다. 우리 몸은 세포 내 삼투압을 조절하여 체액의 균형을 맞춰주기 위해서 나트륨이 반드시 필요합니다. 하지만 나트륨 과다 섭취는 혈관 안으로 수분을 끌어당겨 혈압이 오르게 할 수 있으므로, 고혈압이 있는 사람은 피해야 합니다. 여기서 건강한 짠맛을 즐기라는 것은 짠맛을 가진 식재료를 섭취하라는 의미입니다. 김, 다시마, 미역, 해삼, 대합, 게 등의 해산물이 이에 해당합니다.

한의학적으로 "장(醬)은 몸속의 열을 내려주고 가슴이 답답한 것을 멎게 해준다"고 합니다. 하지만 고기장이나 생선장 또는 젓갈류는 약이 되지 못하는 짠맛입니다. 스트레스 받고 힘들 때 된장국이나 청국장을 먹으면 위도 편해지고 가슴도 시원해지는 느낌을 받습니다. 그러나 과도하게 먹으면 혈액이 뭉치고 막혀 입 마름을 유발하므로 주의하는 것이 좋습니다.

좋은 채소
쥐눈이콩, 녹두, 연잎, 아욱, 무, 미나리, 배추, 상추, 죽순, 오이, 더덕, 도라지, 들깻잎, 송이버섯, 미역, 김, 참나물, 고들빼기, 양배추, 양상추, 브로콜리, 셀러리

좋은 곡식
보리, 메밀

좋은 과일
매실, 홍시, 배, 다래, 키위, 수박, 멜론, 참외, 오미자, 은행, 감

좋은 육류, 해산물
오리 구이, 게(꽃게, 대게, 킹크랩), 우렁이, 소라, 조개류(조개, 바지락, 꼬막, 홍합, 대합, 가리비)

나쁜 음식
- 커피를 포함한 카페인이 함유된 음료
- 뜨겁고 자극적인 음식
- 양주, 소주(대신 맥주를 드세요)

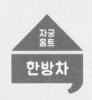

자궁울체체질에 좋은 해소차(解消茶)

국화

《동의보감》에 "성질은 평(平)하고 맛이 달며, 위장을 편안하게 하고 풍으로 어지러운 것과 두통에 좋다"라고 기록되어 있습니다. 스트레스로 인하여 가슴, 얼굴, 머리 부위에 열이 쌓여서 생기는 증상을 풀고자 할 때 도움이 되기 때문에 업무가 많은 직장인, 울화병인 주부, 공부하는 수험생이나 청소년에게 좋습니다. 특히 온갖 생각과 걱정으로 수면 장애가 있을 때 국화로 베갯속을 만들어 잘 때마다 향을 맡는 것도 도움이 됩니다.

박하

박하 하면 제일 먼저 박하사탕이 떠오르기도 하는데요.《동의보감》에 "박하는 성질이 시원하고 맛이 매우며 향이 시원하고 향기롭다. 땀으로 독이 빠지게 하고 머리와 눈을 시원하게 한다"라고 기록되어 있습니다. 박하를 차로 마시면 피부의 모세혈관을 확장시켜 땀의 분비를 촉진하고 신체의 열을 발산시켜 해열 작용을 합니다. 그리고 피부나 점막에 바르면 혈관을 수축하여 국소 부위에 청량감을 발생시켜 소염진통 작용과 가려움을 안정시키는 작용을 합니다. 특히 스트레스로 가슴에 울화가 쌓인 경우에 시원하게 열을 흩어주는 효능이 있기 때문에 자궁울체체질의 울체된 기를 풀어주는 데 도움이 됩니다.

주요 효능

- 가슴과 머리에 열이 쌓여서 생기는 **두통, 어지럼증, 눈의 충혈**
- 긴장으로 인한 **가슴 답답함, 심장 두근거림, 불안감, 불면증**
- 스트레스로 위장 운동이 저하되어 생기는 **소화불량과 복통, 트림, 복부창만**
- 간의 열로 인한 **눈의 침침함, 안구건조증, 시력 감퇴**

- 위장의 열로 인한 **구내염, 입 냄새, 풍치**
- 코 점막의 염증으로 인한 **비염, 코 막힘, 콧물, 재채기**
- 호흡기계 염증으로 인한 **인후염, 편도염**
- 두피의 염증으로 인한 **두피 피부염과 두피 가려움**

국화와 박하를 이용한 '해소차' 만드는 방법
- 물 2L가 펄펄 끓기 시작하면 국화 20g과 박하 5g을 넣고 10~15분 더 끓인 후 불을 끕니다.
- 국화와 박하를 3:1로 뜨거운 물에 넣고 2~5분 가볍게 우려내어 마셔도 좋습니다.
- 너무 오래 끓이면 좋은 향과 약효가 날아가므로 짧게 끓이는 것을 권합니다.
- 냉장고에 넣어두고 시원하게 마시는 것이 좋습니다.
- 시원하게 하여 하루 3번(약 100cc) 마시는 것을 권합니다.
- 입안의 염증일 때는 입안에 머금었다 삼키고, 비염일 때는 따뜻한 증기를 코로 들이마시고, 인후염일 때는 조금씩 삼키고, 두피에 염증이 생겼을 때는 두피에 바르는 것도 좋습니다.

주의 사항
- 자궁냉체질이 복용하면 설사나 복통을 유발할 수 있으므로 주의해야 합니다.
- 기운을 흩어내므로 허약한 체질에는 맞지 않습니다.

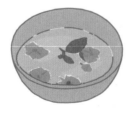

국화와 박하를 이용한
'해소차'는 울체된 기를
풀어주는 효과가 있다

③
자궁혈허체질

자궁이 약해진 신호인
월경과소증

여성은 초경부터 폐경까지 약 35년간 매달 월경을 하게 되는데요. 정상적인 월경주기와 월경량은 개인적 체질에 따라서 조금씩 차이는 있지만, 일반적으로 월경주기는 21~35일, 월경기간은 5~7일, 월경량은 매달 100~180ml 정도입니다. 계산해보면 여성이 평생 월경으로 쏟아내는 혈액이 약 40L 정도 됩니다. 그래서 한의학에서 "여성은 혈액이 부족하기 쉬운 체질이기 때문에 항상 혈액의 보강을 기본으로 봐야한다"라고 이야기하는 것입니다.

매달 하는 월경이 귀찮을 수도 있지만, 월경은 여성들의 건강 상태를 알려주는 지표입니다. 월경량이 적은 증상은 대부분 기혈이 허약한 자

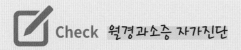

✓ **Check** 월경과소증 자가진단

● 아래 5개의 질문 중 1개 이상
  해당이 되면 전문 한의사의 상담을
  받는 것이 좋습니다.

☐ 총 월경 기간이 3일 이하이다

☐ 패드를 충분히 적시지 않는다

☐ 붉은 혈보다 갈색 혈이 더 많다

☐ 갈색 찌꺼기로 찔끔찔끔 나온다

☐ 하루 3개 이하의 패드로 가능하다

궁혈허체질 여성에게 많이 나타납니다. 월경은 달이 서서히 차올랐다가 기우는 것과 같습니다. 매달 자궁내막에 혈액이 서서히 모여들었다가 탈락이 되면서 월경을 하는 것인데요. 자궁혈허체질은 혈액이 부족해서 자궁내막을 충분히 증식시키지 못하기 때문에 탈락하는 내막조직이 적어서 월경량이 적은 것입니다. 월경과소증은 보통 월경을 2~3일로 짧게 하거나 월경량이 적은 것을 말합니다. 붉은 혈액이 패드를 적실 정도로 나오는 것이 아니라 갈색 찌꺼기로 묻듯이 나오는 것도 포함됩니다. 갑자기 월경량이 줄었다면 일단 스트레스, 수면 부족, 피임약이나 피임장치 등이 원인일 수 있습니다. 특히 임신을 준비해야 하는 여성이나 35세 이상의 미혼 여성은 월경주기와 월경량, 월경색을 스스로 잘 체크해야 합니다.

임신 전 자궁내막의 상태 - 결혼을 앞둔 38세 여성

가장 급하게 월경과소증으로 필자를 찾아오는 여성은 '결혼을 앞둔 여성'입니다.

"저 다음 달에 결혼하는데요. 제가 서른여덟이다 보니 월경량이 줄어서 걱정입니다.

결혼 전에 임신 준비를 위해서 미리 자궁을 관리하려고 왔습니다."

"언제부터 월경량이 줄었나요?"

"원래 많지는 않았는데 3년 전 35세부터 줄어든 것을 느낀 것 같아요."

"월경량이 어느 정도예요?"

"요즘은 패드를 적시지 않고 묻는 정도로만 3~4일 하다가 끝납니다."

월경량은 자궁의 자연스러운 노화에 의해서 20대 후반부터 조금씩 줄기 시작하고 30대 후반이 되면 20대 초반에 비해서 절반가량 감소됩니다. 어느 정도는 정상적인 노화 과정이라고 할 수 있으나, 문제는 여기서부터 시작입니다. 최근 결혼연령이 급격히 늦어지고 초산연령도 늦어지면서 이런 문제로 필자를 찾는 여성들이 더 늘고 있습니다. 미혼이면서 언제 결혼할지 모르는 여성, 혹은 35세 이상으로 임신을 계획 중이라면 월경량에 꼭 신경을 쓰셔야 합니다.

"월경량이 적으면 임신이 잘 안 된다고 하던데 사실인가요?"

"월경량으로 예측할 수 있는 것은 바로 '자궁내막의 상태'입니다."

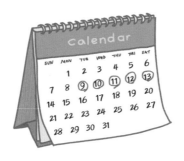

    여성은 매달 임신을 위해서 자궁내막이 두껍게 증식을 했다가 수정해서 착상이 되지 않으면 자궁내막이 무너져 내리면서 월경을 하게 됩니다. 월경량이 적다는 것은 자궁내막이 얇다는 의미인데, 너무 얇으면 수정란 착상에 어려움을 겪을 수 있습니다. 즉, 자연임신의 확률이 낮아지고 유산의 위험성은 높아질 수 있습니다.

무리한 다이어트 - 28세 여성

"다이어트를 해서 67kg에서 47kg으로 감량했어요. 5개월 동안 20kg을 뺐어요. 다이어트 후 첫 달은 갈색 혈로 조금 보였는데 그 다음 달부터 3달 동안 월경을 하지 않아요."

"어떤 식의 다이어트를 했나요?"

"거의 안 먹었어요. 아침은 바나나, 점심은 김밥 반 줄, 저녁은 굶었어요."

"지금은 체중 관리 어떻게 하세요?"

"지금도 다시 살 찔까 봐 거의 그 정도로밖에 안 먹어요."

"다이어트 성공은 정말 축하할 만한 일이지만, 안타깝게도 자궁건강을 잃었어요. 영양부족으로 호르몬 밸런스가 깨졌어요.

지금 빨리 호르몬 밸런스를 잡지 못하면 무월경으로 이어지고 향후 난임이 될 수 있어요."

필자의 한의원에는 마른 몸매를 가진 연예인이나 모델, 연예인 지망생들이 무리한 다이어트 후 과소월경이나 무월경 때문에 찾아오는 경우가 많습니다. 검사를 해보면 대부분 제대로 먹지 않아 체지방량이 20% 이하입니다. 눈으로 보기에는 선망의 대상일 수 있으나 자궁 문제로 고생을 할 수 있습니다. 《동의보감》에 따르면 "비장이 영양을 받지 못하면 음식을 적게 먹게 되고 피가 생기는 근원이 말라서 월경을 중단하게 되거나 월경주기가 불규칙하게 된다"라고 기록되어 있습니다. 우리 몸에서 혈액을 만드는 것은 음식을 통해서인데 영양 공급이 제대로 되지 않으면 호르몬의 균형이 깨지면서 월경불순이나 무월경이 되는 것입니다. 특히 자궁혈허체질이 영양이 부족하면 더 심각한 호르몬 불균형으로 월경량이나 월경주기의 변화를 일으킬 수 있습니다. 다이어트를 해야 한다면 한 달에 2~3kg 정도씩 '느린 다이어트'를 하여 우리 몸의 대사 기능과 호르몬 균형에 영향이 최대한 덜 가도록 하는 것이 좋습니다.

임신중절 수술 후 월경량의 감소 - 37세 여성

"저는 37세인데 월경량이 2년 전부터 많이 줄었어요."
"2년 전에 특별한 일이 있었나요?"
"네. 임신중절 수술을 한 적이 있는데요. 그때 이후로 월경량이 반 이상은 준 거 같아요."

보통 임신중절 수술 결과가 겉으로 표시가 나지 않기 때문에 대수롭지 않게 생각하는 경우가 많습니다. 하지만 소파수술은 수술도구를 사용하여 자궁내막을 긁어내는 방식입니다. 눈으로 보지 않고 의사의 손 감각에 의존한 수술이기 때문에 조금 깊게 자궁내막의 기저층까지 손상을 받거나 감염이 되면 자궁 안쪽의 공간이 서로 붙어버릴 수 있습니다.

이것을 '자궁내막 유착증'이라고 하는데 자궁내막 조직이 단단해지고 자궁의 정상적인 공간이 좁아져 자궁내막이 정상적으로 두꺼워지지 않아 월경량 감소 혹은 무월경이 될 수 있습니다.

그래서 임신중절 수술 후에는 유산 후 보약을 통해 자궁의 남은 찌꺼기인 어혈을 깨끗이 제거하고 자궁내막이 정상적으로 회복될 수 있도록 도와줘야 합니다. 만약 소파수술을 여러 번 했던 여성은 향후 착상 실패나 습관성 유산이 생길 수 있으므로 반드시 수술 후 1~3회까지 월경 상태를 꼭 살펴보셔야 합니다. 만약 월경주기의 변화 혹은 월경량이 많이 줄었다면 빨리 치료를 받으셔야 합니다.

조기 폐경 걱정 - 38세 미혼 여성

"갈색 혈로 조금씩 찌꺼기같이 5일 정도 했는데요. 이것도 생리한 것이 맞나요?"

"언제부터 이런 증상이 보였나요?"

"6달 정도 된 거 같아요. 월경량이 줄어드니 편하기도 하고 별 신경을 안 썼어요."

이런 경우는 무배란성 월경인 경우가 많고, 이런 과소월경이 반복되면 점차 무월경으로 이어져 결국 조기 폐경이 될 수 있습니다.

"그러고 보니… 이번 달은 월경을 안 했네요. 저 괜찮나요? 혹시 조기 폐경되는 건가요?"
"6달 정도 월경량이 줄고, 한 달 월경을 하지 않았다고 해서 조기폐경이라고 진단할 수는 없습니다. 정확한 것은 혈액검사를 통한 호르몬 검사를 해보아야 알 수 있습니다."

정상적인 폐경이라고 해도 여성들의 상실감은 이루 말할 수가 없는데, 조기 폐경이라고 하면 정말 더 이상은 '여성성'이 없는 것인가에 대한 허탈감이 생기기 마련입니다.

조기 폐경은 40세 이전에 폐경하는 것을 말합니다. 6개월 이상 월경이 없고 2회 이상 난포자극 호르몬(FSH) 수치가 40mlu/ml 이상이면 조기 폐경이라고 진단합니다. 최근 30대 뿐만 아니라 20대 여성들도 조기 폐경으로 진단되는 사례가 있습니다. 하지만 조기 폐경으로 진단을 받았다고 하더라도 간혹 자궁혈허체질의 자궁체질 개선 치료를 통해 회복되는 경우가 있으므로 너무 빨리 포기하지 말고 건강 관리에 신경을 쓰는 것이 좋습니다.

"저는 임신이나 유산을 한 번도 한 적이 없는데, 그러면 더 건강해야 하는 것 아닌가요?"
"많은 여성들이 임신과 출산을 하지 않으면 자궁과 난소가 더 건강할 것이라고 생각하는데, 잘못된 생각입니다."

난소는 초경을 시작한 이후로 매달 쉼 없이 배란을 하게 됩니다. 만약 임신을 1번 하면 출산 후 수유 기간까지 최소 10~20개월은 배란을 하지 않게 되지요. 이때가 난소에게는 안식년과 같아요. 쉬어갈 수 있는 시기인거죠. 그래야 난소도 다시 힘을 얻고 건강해질 수 있는데, 임신과 출산이 늦어지면서 난소가 지치고 노화되어가는 것입니다. 결국 난소가 '나 더 이상은 이렇게 못 살아' 파업을 하는 것이죠. 우리나라에서 조기 폐경하는 여성이 점차 늘고 있습니다. 최근 여성들의 학업기간이 길어지고, 사회에 진출하는 여성이 늘어나면서 지속적인 스트레스 환경과 늦은 결혼이 원인이라고 할 수 있습니다.

"그런데 저는 나중에 결혼을 하게 된다고 해도 아이는 원치 않아요.
그럼 조기 폐경된다고 해도 별문제 없는 거죠?"

조기 폐경은 임신을 못 하게 된다는 의미도 있지만, 사실 조기 폐경 후 후유증이 더 심각합니다. 정상적인 폐경을 했을 때와 같은 증상이 나타나는데요. 얼굴 화끈거림, 발한, 불면, 우울, 불안 증상과 노화가 빨라질 뿐만 아니라 심장병과 골다공증의 위험률이 높아집니다. 만약 월경이 3달 이상 없으면서 얼굴이 화끈거리고 몸이 덥고 땀이 나는 등의 폐경 후 증상을 보인다면 조기 폐경을 의심하고 검사를 받는 것이 좋습니다.

자궁내막이 얇아서 생긴
난임

최근 여성들의 결혼과 첫 임신이 늦어질 뿐만 아니라 남성 불임의 증가로 인해 난임 부부가 점점 늘고 있습니다. 난임이란, 피임을 하지 않고 정상적인 부부관계를 하는데도 불구하고 1년 이내에 자연적으로 임신을 하지 못한 것을 말합니다. 우리나라 부부 7쌍 중 1쌍은 난임이라는 통계도 있는데요.

여성은 나이가 들면 들수록 자궁과 난소가 노화되어 난임으로 고생하는 경우가 많습니다. 여성의 임신 가능성은 20대 중반에 가장 높고 35세 이후부터는 급격히 낮아지기 때문에 30세 이후의 여성들은 항상 임신에 관한 문제를 염두에 두고 자궁 건강에 특히 신경을 쓰셔야 합니다.

여성에게 있어서 건강한 임신을 위한 가장 중요한 3가지 조건은

첫째, 건강한 '난자',

둘째, 정자를 잘 만날 수 있는 뻥 뚫린 '나팔관',

셋째, 수정란이 뿌리 깊게 착상할 수 있는 튼튼한 '자궁내막'이라고 할 수 있습니다.

특히, 자궁 8체질 중에 난임으로 가장 고생하는 체질은 자궁에 혈액이 부족한 자궁혈허체질입니다.

임신 스트레스 - 결혼 5년 차 34세 직장인 여성

"결혼 5년 차예요. 저랑 남편이 모든 검사를 다 해보았어요.

자궁과 난소가 건강하고 정자 상태도 모두 좋다고 하는데 임신이 잘

안 되네요."

"월경주기와 월경량은 어떤가요?"

"월경주기는 28일 주기로 규칙적이고요. 월경량은 약간 줄었어요."

흔히 원인불명이라고 하는 난임 여성이었지만, 자궁의 혈액이 부족
한 자궁혈허체질의 난임 여성이라 할 수 있습니다.

"스트레스는 어떤가요?"

"회사일이 좀 스트레스이긴 하지만, 요즘은 매달 임신이 안 되는 게

가장 스트레스예요.

다음 달에 명절이라 시댁에 가야 하는데 또 한소리 들을까 봐 골치가

아프네요."

임신이 잘 안 되면 우선적으로 여자의 책임으로 여기는 분위기가 있

죠. 난임 여성의 정신적 고통에 관한 연구를 보면 여성 연령이 많을수

록, 난임 기간이 길수록 정신적 고통이 높게 나타났다고 합니다. 특히

명절 때마다 "아직도 소식이 없어?"라는 한마디에도 며느리들은 가슴

이 철렁합니다.

최근 연구를 보면 난임 기간 중 스트레스 유발자는 주변인(61.8%)과

시집 식구(42.6%) 순으로 나타났다고 하는데요. 스트레스 받고 긴장을

하게 되면 교감신경이 항진됩니다. 자궁 주변과 자궁내막의 모세혈관

이 수축되어 자궁으로 공급되는 혈류량이 감소되면 자궁내막이 불안정

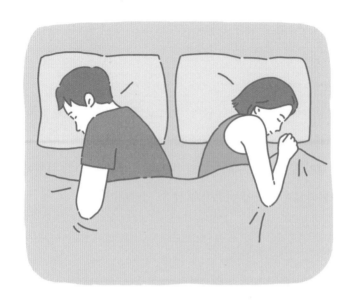

해지고, 자궁근육도 수축되기 때문에 수정란이 튼튼하게 착상되는 것을 방해합니다. 남성도 마찬가지예요. 남편이 회사나 가정에서 받는 스트레스가 많으면 정자의 질과 운동성이 떨어지게 됩니다.

"남편은 임신에 협조적인가요?"
"아뇨. 임신 가능 기간에 제가 일찍 들어오라고 톡을 보내는데, 약속이다 회식이다 술 먹고 늦게 들어오다 보니 시간 맞추기가 쉽지 않아요. 도와주지 않는 남편도 스트레스예요."

난임 기간이 오래될수록 부부관계를 임신 가능 기간에 맞추어 숙제하듯이 하는 분들이 많습니다. 여성도 남성도, '오늘 해야 돼!'라는 생각으로, 사랑하는 눈빛 교환도 없이 의무적으로 하는 것이지요.

여성의 몸은 언제 가장 임신이 잘 될까요? 배란기에 무조건 한다고 될까요? 그렇지 않습니다. 임신이 잘되기 위해서는 일단 건강한 난자가 나팔관의 막힘이 없이 원활히 배출되어야 하겠지요. 그 다음은 정자가 난자를 잘 찾아 이동해야 하므로 자궁 안이 편안한 환경이 되어야 하고요. 수정란이 잘 착상할 수 있도록 자궁내막이 폭신폭신하게 잘 발달되어 있어야 합니다. 한마디로 자궁 안이 부드럽고 평화로워야 합니다.

그런데 스트레스로 긴장하면 될까요? 화가 난 상태면 될까요? 하기 싫은데 억지로 하면 될까요? 진심으로 '사랑받는 느낌'을 받아야 자궁 내 환경이 가장 임신하기 좋아집니다. 한마디로 여성이 행복해야만 만들어지는 것입니다. 파트너인 남편의 도움이 많이 필요하다고 할 수 있습니다.

"배란기는 어떻게 체크하세요?"
"배란기 어플이요. 3개 정도 깔아놓고 공통적인 날로 체크해요."
"그런 부부들 참 많아요.
일단 임신 가능 기간을 체크해놓은 후에, 여성분이 기분 좋은 날, 행복한 날, 그리고 하고 싶은 날에 하는 것이 가장 좋습니다."

많은 분들이 배란기 어플에 의존하여 부부관계를 시도하는데요. 여성의 호르몬 바퀴는 시계의 톱니바퀴처럼 딱딱 들어맞는 기계가 아닙니다. 배란일은 여성의 감정 상태에 따라서 2~3일씩 앞당겨지기도 하고 늦어지기도 하기 때문에 기계적인 배란기 어플만 믿고 있다가는 낭패 보기 쉽습니다. 배란기 즈음으로 여성의 컨디션이 좋은 날 시도하는 것이 가장 자연임신 성공률을 높일 수 있습니다. 여성의 호르몬 체계는 얼마나 예민한지 스트레스가 심할 때는 배란을 하지 않기도 합니다. 자궁혈허체질은 스트레스 받고 긴장을 하게 되면 심화(心火)와 간화(肝火)가 발생해서 자궁의 혈액을 말리기 때문에 정신적 불안요소는 최대한 피하는 것이 좋습니다.

월경량과 자궁내막 두께 - 34세 여성

"결혼 3년 차인데요. 1년 전에 임신 5주 차에 계류유산이 된 적 있어요. 이번에 검진을 갔더니 자궁내막 두께가 얇다고 저 보고 밥 잘 먹으라고 하시네요."

"1년 전 유산 후에 월경주기나 월경량은 어떤가요?"

"월경주기는 규칙적인데요. 월경량이 3일째부터는 거의 없다시피 줄었어요."

"월경량은 자궁내막 두께와 관련이 있어요.

월경량도 늘리고 자궁내막 두께를 늘릴 수 있는 방법이 있으니 너무 걱정하지 마세요."

자궁내막은 에스트로겐의 영향으로 점차 증식하고 배란기 때 착상이 안 되면 탈락해서 월경으로 배출됩니다. 착상이 잘되면 프로게스테론의 영향으로 임신을 유지할 수 있도록 자궁내막이 견고해집니다.

수정란의 착상이 잘되려면 '배란기 때 자궁내막의 두께'가 중요합니다. 배란기 때 평균 7~16mm 정도 되는데 최소 8mm 이상은 되어

114

야 착상이 잘된다고 할 수 있습니다. 그 이하인 경우 착상에 어려움을 겪을 수 있고, 착상되더라도 유산 가능성이 높아집니다. 자궁내막의 두께가 정상 수준에 있다고 하더라도, 착상이 잘 안 되는 경우도 있습니다. 자궁내막이 너무 단단하면 착상에 어려움을 겪게 되고, 너무 부드러우면 탄력이 약화되어 착상이 튼튼하게 되지 못하기 때문에 자궁내막 주변 혈관의 혈류순환이 어떤지도 체크해야 합니다.

"그래서 옛말에 '텃밭이 좋아야 씨가 잘 자란다'라는 말이 있는 거군요?"
"맞아요. 여기서 말하는 텃밭이 바로 착상이 되는 '자궁내막'이라고 할 수 있습니다."

비옥한 토지에 뿌린 씨앗이 잘 자라듯이 튼튼한 자궁내막에 뿌리를 깊게 박은 태아가 자궁에서 잘 자랄 수 있는 것이지요.《동의보감》에 보면 '부인이 임신하지 못하는 것은 흔히 혈액이 적어서 정액을 잘 받아들이지 못하기 때문이다. 혹 임신이 된다 하여도 유지를 제대로 못한다'라고 기록되어 있는데 그만큼 자궁혈허체질에게 있어서 자궁내막이 얼마나 중요한지에 대해서 알 수 있습니다.

"원장님, 저는 계류유산 때문에 자궁내막이 얇아진 것인가요?"
"정확하게 무엇이 원인이라고 할 수는 없어요.
하지만 유산 후에 월경량이 줄었다면, 유산 후유증이라고 볼 수 있습니다."

자궁내막이 얇아지는 것은 자연스러운 노화 과정에서 혹은 스트레스로 자궁 내 모세혈관이 발달하지 않는 게 원인이거나, 자궁 관련 수술 후에 자궁내막 염증으로 인하여 자궁내막이 유착되는 게 원인인 등 상당히 복합적인 문제입니다. 하지만 중요한 것은 어떻게 다시 자궁내막을 정상으로 회복시킬 것인가입니다.

"그럼 자궁내막은 두꺼울수록 좋은가요?"
"아닙니다. 얇지도 두껍지도 않은 적당한 두께가 좋습니다."

자궁내막이 재생-증식-분비-탈락의 과정을 반복해서 거쳐야 하는데, 탈락하지 않고 계속해서 증식하게 되면 자궁내막이 두꺼워졌다고 할 수 있습니다. 이런 상황은 좋은 것이 아니라 병적인 상황이에요. 일단 자궁근종, 자궁내막증, 자궁내막증식증, 자궁선근증을 의심해봐야 합니다. 이런 경우 한의학에서는 어혈이나 습담을 원인으로 보는데, 자궁내막이 두꺼우면 착상을 방해하여 임신을 어렵게 합니다.

"저 이번에도 유산이 되면 어쩌죠? 습관성 유산이 될까 봐 무서워요."
"걱정하지 마세요. 자궁내막이 정상으로 회복되면 착상도 잘되고 유산 위험성도 훨씬 줄어들게 돼요."

원인 모를 유산을 경험한 여성이라면 습관성 유산이 될까 봐 걱정하는 분들이 많습니다. 난임에 관한 스트레스도 유산 경험이 있는 경우 훨씬 더 높은 것으로 나타났습니다. 임신 20주 이전에 연속으로 3회 이상 자연유산이 되는 경우를 습관성 유산이라고 하는데요. 한마디로 착상은 되는데 유지가 잘 안 되는 것입니다. 50% 이상은 염색체 이상이라고 하는데, 대부분은 아직까지 정확한 원인이 밝혀지지 않았습니다. 하지만 확실히 말할 수 있는 건, 자궁내막이 약하다는 것이지요.

"혹시 유산이 되려고 할 때 막을 수도 있나요?"
"유산 전조증이 없이 계류유산이 되는 경우에는 어찌할 도리가 없습니다. 하지만 유산 전조증이 있을 때는 유산을 방지하는 한약이 있습니다."

보통 유산이 잘되는 시기가 임신 3개월 차, 5개월 차인데요. 유산 경험이 있는 여성이라면 최소 12주까지는 유산의 징조가 있는지 없는지 꼭 살펴봐야 합니다. 자궁내막이 약해서 착상이 불안정하면 하혈, 아랫배 통증, 허리 통증, 설사와 같은 전조증상이 나타나게 됩니다. 한의학에서는 '태동불안(胎動不安)', '태루하혈(胎漏下血)'이라고 합니다. 이때 바로 자궁내막을 강화시켜 태아가 자궁에 다시 잘 착상될 수 있도록 도와주는 안태한약의 도움을 받는 것이 좋습니다.

시험관 시술 준비 - 42세 여성

"원장님, 저는 인공수정을 2회 했다가 실패했고, 이번에는 시험관시술 2차를 시도하려고 해요.
아기를 꼭 갖고 싶어요. 42세라서 마음이 급해요. 도와주세요."
"난자 상태는 어떤가요?"

"그게 문제예요. 과배란 유도 주사를 맞아도 난자가 많이 안 생기고 난자의 질이 안 좋다고 하네요."

"난소 나이 검사 하셨어요?"

"네. AMH 수치가 0.8로 나왔고요. 제 난소 나이가 46세래요. 저 이러다 아기 못 갖는 거 아닌가요?"

"난소 저반응군이군요."

최근 여성들의 결혼과 임신이 늦어지다 보니 '난자의 질'에 대해서 걱정하는 35세 이상의 여성들이 눈에 띄게 증가하였습니다. 늦은 임신으로 난소가 점점 노화되다 보니 난자의 수가 줄어들게 되고 난자의 질도 떨어지게 되는 것이지요. 자궁혈허체질은 난소에도 충분한 혈액을 공급할 수 없으니 난소의 노화가 빨리 진행되는 체질입니다.

여성은 태어날 때부터 평생 동안 배란할 수 있는 원시난포를 가지고 태어납니다. 난소 예비력은 앞으로 배란할 수 있는 난포가 얼마나 남아있는지를 나타내주기 때문에 난소 기능을 알 수 있는 지표로 사용되고 있습니다. 보통 혈액검사를 통한 AMH(난소의 난포에서 분비되는 항뮐러관호르몬) 수치와 AFC(월경 초기에 보이는 동난포의 수) 수치를 검사하여 난소 예비력을 체크합니다. AMH가 높으면 난소 안에 배란될 난포들이 많기 때문에 젊다는 것이고, 낮게 나오면 배란될 난포가 없기 때문에 폐경에 가깝다는 이야기입니다. 가장 건강한 20대는 4.0~5.0, 35세 전후로는 3.0 정도 되며, 나이가 들수록 점차 감소하게 되어 폐경에 가까워질수록 0에 가까워집니다.

시험관 아기 시술 시에는 1개보다는 더 많은 수의 난자가 성공률을 높이기 때문에, 난소에서 한꺼번에 많은 수의 난자가 배란되도록 과배란 유도 주사를 맞게 됩니다. 보통 10~15개 정도의 난자가 만들어지는 것이 건강한 상태라고 할 수 있는데요. 이처럼 난소 저반응군인 경우 억지로 과배란 유도 주사를 놓는다고 해도 3~5개 이하의 난자밖에 만들어지지 않고 AMH가 1.0 이하인 경우가 많습니다. 또 많은 수의 난자를 채취했다고 해도 난자의 성숙이 제대로 이루어지지 않고 성장이 멈추기도 하는데 이런 경우를 '난자의 질이 낮다'라고 이야기합니다. 이런 경우 어쩔 수 없이 '질 좋은 난자'가 나오기만을 기다려야 하는 것이지요. 이럴 때 난소의 혈류순환을 강화해서 건강하게 회복시키고 난자의 질을 높여주는 한약의 도움을 받는 것이 좋습니다.

"이번 착상은 잘될까요?
이젠 저도 지치고, 이번엔 꼭 성공하고 싶어요."

인공수정의 성공률은 약 15% 내외, 시험관 시술 성공률은 35~40% 내외라고 할 수 있습니다. 일반적으로는 인공수정을 2~3회 실패 후에 시험관 시술을 시도하게 됩니다. 이런 시술 후 한 번에 딱 성공이 되면 좋겠지만, 회차를 거듭할수록 성공할 확률은 더욱 낮아집니다. 양의학적으로 인공수정이나 시험관 시술은 대단한 의료기술의 발전이라고 할 수 있습니다. 하지만 아직 안전한 착상을 위해 자궁 내 환경을 만들어주는 능력은 개발되지 않았습니다. 자궁내막은 정상적인지, 자궁 내 온도와 습도는 적당한지, 자궁 내 독소물질은 없는지, 자궁내막의 혈류순환은 좋은지 꼼꼼히 살펴서 그에 맞는 환경을 만들어주는 치료가 필요합니다.

말 못 할 남녀문제 고민,
질건조증

사실 질건조증으로 필자를 찾아오는 환자 층은 성인이 되어 첫 성경험을 하는 20세부터 결혼을 앞둔 예비신부, 임신을 준비하는 예비 맘, 40대 중년 여성, 폐경 전후의 갱년기 여성 그리고 최고령은 65세까지 다양합니다.

여성 성기능 장애는 불감증(성욕구 장애, 성흥분 장애, 극치감 장애)과 성교통(질건조증, 질내 염증)으로 나눌 수 있는데요. 남자는 '발기'라는 눈에 보이는 명확한 원인이 있어서 알기 쉽지만, 여성 성기능 장애는 겉으로 드러나지 않기 때문에 파악하기 어렵습니다. 또한 이런 여성들 대부분이 의사와 상담하고 치료하는 게 민망하고 수치스럽다고 생각해 근본적인 치료를 받지 않고 단지 성관계를 피하는 경우가 많습니다.

아직 질건조증이란 단어가 생소한 분들도 많으실 텐데요.

질건조증은 질 안을 촉촉하게 만드는 정상 분비물과 성적으로 흥분할 때 나오는 애액(愛液)이 부족해서 성관계 시 불편감을 느끼는 여성 성기능 장애 중 하나입니다.

여성의 정상적인 분비물은 자궁경관부에서 나오는 분비물, 질벽의 세포, 백혈구, 스케네샘액, 바르톨린샘액 등으로 질을 깨끗하게 유지하고 촉촉하게 보호하는 역할을 합니다. 또한, 질속의 유산균들은 4.5~5.0 정도의 질내 산도를 유지하여 세균의 침투와 번식을 억제해줍니다.

만약 성적인 흥분도가 올라가게 되면, 질내 모세혈관들이 충혈되면서 요도구의 양쪽 5시, 7시 방향의 스케네샘과 질 입구의 4시, 8시 방향의 바르톨린샘에서 투명한 유백색의 점액을 분비하게 됩니다. 이것이 바로 우리가 흔히 말하는 '애액'입니다. 이러한 애액은 성관계 시 윤활 역할을 해주면서 성관계를 원활히 할 수 있도록 도와주고 성관계 후에는 질 내에 남겨진 분비물들을 청소하여 질 내를 깨끗하게 유지하도록 도와주는 역할을 합니다.

그런데 성적인 흥분은 되었는데, 제대로 나와야 할 애액이 나오지 않으면 어떻게 될까요?

성관계 시 애액이 적어서 제대로 윤활이 되지 않으면 여성은 삽입 시의 통증, 중간 단계의 마르면서 뻑뻑함, 성관계 후의 붓기와 통증 등의 성교통이 생기게 되고, 심한 경우 성관계만 하고 나면 질염과 방광염에 걸리는 경우가 생깁니다. 당연히 아름다워야 할 성관계가 두렵고 무서울 수밖에 없지요.

질건조증은 아직도 여성호르몬의 문제로만 보기 때문에 양방에서는 정확한 치료를 하지 못하고 있습니다. 하지만 **한의학적으로 자궁의 건강 즉, 자궁과 질 주변 혈액의 양과 혈액순환의 문제로 본다면 근본적인 자궁의 회복을 통해 애액의 분비를 촉진시켜 치료가 가능합니다.**

모든 여성에게 이러한 질건조증이 생기는 것은 아닙니다. 많은 임상 경험을 토대로 하여 본다면 자궁이 건강하면 질건조증 없이 성기능도 건강합니다. 그러나 선천적으로 태어날 때부터 자궁이 약한 체질이거나, 임신, 출산, 유산과 같은 자궁 본연의 역할을 하면서 약한 체질이 된 경우, 혹은 자연적인 노화의 과정으로 폐경을 한 후에 질건조증이 생길 수 있습니다.

하지만 이러한 자연스러운 여성의 일생 이외에도 잘못된 생활습관이나 외부적인 수술로 인한 자궁 기능의 저하 문제로 질건조증이 생길 수 있습니다. 잦은 유산 후 자궁의 보강이 안 된 경우, 다이어트 관련 약과 식품을 장기간 복용한 경우, 만성 질염으로 질정을 무분별하게 과다 사용한 경우, 혹은 질 성형 수술로 인한 부작용, 자궁 내 수술이나 자궁이나 난소 적출 수술 등의 수술 후유증도 많은 원인 중의 하나가 될 수 있습니다. 증상이 같다 하여 이들에게 똑같은 치료를 하는 것이 아니라 원인에 맞는 해결 방법을 제시하여 근본적으로 치료해야 합니다.

마지막으로 또 하나, 여성은 성적인 흥분을 위해 충분한 전희가 필요합니다. 그런데 아직도 충분한 전희가 없이 남성 위주의 성관계를 시도하는 잘못된 습관을 가진 남성들이 있습니다. 이런 경우 여성은 성관계에 대한 부정적인 인식으로 몸과 마음이 더 긴장되기 때문에 질건조증과 성교통이 더 악화됩니다.

그동안 병명을 제대로 모르고, 치료법도 제대로 모르는 경우가 많았는데요. 남녀관계나 부부관계를 점점 멀어지게 하는 중요한 원인인 만큼 꼭 근본적으로 치료를 받으셔야 합니다. 질건조증이나 성교통은 정신신경적인 문제가 아니라 몸 자체에 있는 문제라서 원인에 따라서 치료가 가능한 질환입니다.

그동안 다양한 질병을 치료해왔지만, 질건조증 치료는 상당히 보람을 느끼게 합니다. 대부분 남자친구와의 결별이나 부부간의 불화와 이

혼의 위기에서 내원하는 경우가 많았습니다. 혹은 자연임신이 어려워 인공수정 시도를 고민하다가 오는 경우, 재혼을 염두에 두고 있다가 이런 문제 때문에 고민을 하는 경우도 있었습니다. 사실 남녀 간의 문제에서 성관계는 상당히 중요한 부분을 차지하고 있습니다. 절대 부끄러워 할 필요가 없습니다. 머리 아픈 것과 마찬가지로 일종의 자궁이 아픈 질병입니다.

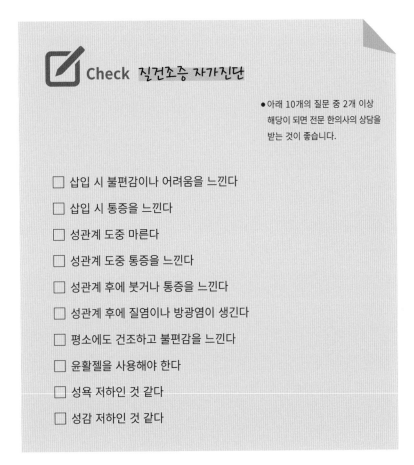

Check 질건조증 자가진단

● 아래 10개의 질문 중 2개 이상 해당이 되면 전문 한의사의 상담을 받는 것이 좋습니다.

☐ 삽입 시 불편감이나 어려움을 느낀다

☐ 삽입 시 통증을 느낀다

☐ 성관계 도중 마른다

☐ 성관계 도중 통증을 느낀다

☐ 성관계 후에 붓거나 통증을 느낀다

☐ 성관계 후에 질염이나 방광염이 생긴다

☐ 평소에도 건조하고 불편감을 느낀다

☐ 윤활젤을 사용해야 한다

☐ 성욕 저하인 것 같다

☐ 성감 저하인 것 같다

과도한 윤활젤 사용 - 36세 여성

"20대 초반에도 애액이 그렇게 많지는 않았어요.
내년에 결혼을 앞두고 있는데 요즘 남자친구와 사이가 안 좋아졌어요."

상당히 처진 목소리의 36세 여성이 필자를 찾아왔습니다. 자궁체질
검사 결과 자궁혈허체질로 나왔는데, 선천적으로 애액이 많지 않은 체
질이었습니다. 게다가 여성들이 30대 초반부터는 자궁의 기능이 약화
되기 시작하는 시기이기 때문에 성욕과 성감 등의 여성 성기능도 서서
히 감퇴되는 시기입니다. 자궁의 혈액이 충분한 여성은 잘 못 느낄 수
있으나 자궁혈허체질은 더 민감하게 느낄 수 있습니다.

"윤활젤은 언제부터 사용하기 시작했나요?"
"작년에 불편해서 사용하기 시작했는데, 요즘은 그것도 말라서 제가
통증을 느끼니까 남자친구를 자꾸 피하게 돼요."
"성적인 흥분은 되나요?"
"네 그럼요. 마음은 흥분이 되는데, 애액이 나오질 않으니 정말 답답
해요."
"윤활젤을 사용하기 전에 미리 치료를 받았으면 한 달이면 치료되었
을 텐데, 증상이 더 악화된 상태라서 윤활젤 없이 정상관계를 할 수
있도록 회복하려면 2달은 치료 받아야 할 거 같아요."

이처럼 젊은 여성들은 애액이 부족해서 성관계가 어려워지면 당연

히 '윤활젤을 사용하면 된다'라고 생각합니다. 윤활젤의 사용으로 한동안은 성관계가 좀 편해진다고 느끼니 문제성을 알지 못합니다. 하지만 점점 내 몸에서 정상적으로 나오던 애액이 더 줄어들게 되고, 질 안이 점차 건조하게 변하게 됩니다. 윤활젤을 사용해도 애액이 마르고 또다시 성교통을 느끼게 되는데요. 한마디로 예전보다 더 상태가 심각해지는 거지요. 이젠 이러지도 저러지도 못하니 한의원을 찾게 됩니다.

윤활젤 사용의 문제점은 또 하나가 있습니다. 윤활젤을 사용하게 되면 '여성이 어느 정도 흥분이 되었는가, 여성이 준비가 되었는가'에 대해서 파트너가 관심을 덜 두게 됩니다. 즉, 파트너가 삽입에만 초점을 맞추게 되는 것이지요. 이러다 보면 여성이 흥분이 채 되기도 전에 성관계를 시작하기 때문에 여성은 행복감보다 불편감을 더 느끼게 되고 점차 성관계를 피할 수밖에 없는 것입니다. 젊은 여성이라면 너무 쉽게 윤활젤에 의존하지 말고 자궁혈허체질을 보강하여 애액을 늘려주는 근본적인 치료를 받는 것이 좋습니다.

그리고 윤활젤 사용은 결혼 후 임신을 준비할 때도 문제가 될 수 있습니다. 윤활젤을 사용하면 정자 운동성을 방해해서 자궁경관을 통과하기 어렵기 때문이죠. 자연임신의 성공률을 높이고 싶다면 윤활젤 사용을 적절히 해야 합니다.

울화병 - 40대 여성

자궁혈허체질의 성교통은 남편과의 불화 후에도 유발될 수 있습니다. 40대의 한 여성은 남편의 외도로 몇 년간 힘든 시기를 보냈습니다.

"저는 남편의 외도로 너무 스트레스를 많이 받았습니다.

이제 여러 힘든 일들이 지나갔고, 남편이 반성하고 다시 시작하자고 하네요.

남편을 용서하기로 하고 다시 부부생활을 시작하려고 했는데, 갑자기 예전에는 잘되던 성관계가 잘되지 않습니다. 저는 어떻해야 하나요?"

"아무래도 마음은 남편을 용서하려고 했으나 몸이 용서를 하지 않고 있나봅니다."

"네, 맞아요. 아무래도 예전 생각이 불현듯 솟아오를 때면 미칠 거 같습니다."

여성이라면 누구나 남편의 외도가 얼마나 극심한 스트레스인지 짐작할 수 있을 텐데요. 마음으로는 용서를 했다고 해도 몸이 그때의 그 감정 상태를 그대로 기억하고 있는 것입니다. 이 여성은 화병을 함께 치료하면서 마음도 편안해지고, 전신의 긴장이 이완되면서 질건조증도 점차 좋아지게 되었습니다. 많은 우여곡절이 있던 불안한 얼굴에서 치료가 된 후에 밝은 미소를 보니 이 여성이 얼마나 남편을 사랑했는지 그리고 얼마나 가정을 지키고 싶었는지 알 수 있었습니다.

스트레스를 받으면 왜 애액이 안 나올까요?

성관계 시에는 부교감신경이 상당히 중요합니다. 스트레스를 받게 되면 교감신경의 활동이 많아지고 근육이 긴장하면서 혈관을 수축시키고 애액 분비샘도 수축시켜 분비가 되지 않습니다. 반대로 편안한 마음과 행복한 마음은 부교감신경의 활동을 촉진시키는데요. 근육을 이완시키고 혈관을 확장시키면서 성적 흥분도 더 좋아지고 애액 분비를 증가시킵니다. 한마디로, 스트레스와 울화병은 여성의 성기능을 감퇴시키는 큰 원인이 될 수 있다는 것입니다.

무리한 다이어트 - 26세 여성

26세의 깡마른 여성이 질건조증으로 내원을 하셨습니다.

"다이어트를 해서 남자친구한테 몸매에 대한 자신감은 생겼는데, 질건조증이 생긴 거 같아요."
"몸무게를 얼마나 감량하신 거예요?"
"164cm이구요. 68kg에서 5개월 만에 23kg을 감량해서 지금은 45kg이에요."
"어떻게 뺀 건가요?"
"다이어트 양약도 먹고, 한약도 먹고, 지방 흡수를 막아준다는 건강기능식품도 먹고, 다이어트 차도 먹었어요. 음식을 상당히 많이 줄였구요. 혹시 이게 문제가 되나요?"

이 여성이 45kg이라는 숫자를 보기 위해 얼마나 노력했을지, 그리고 또다시 원래로 돌아갈까 봐 얼마나 두려워하고 있을지 짐작이 갑니다. 요즘 외모에 대한 관심이 많아지면서 과거보다도 더 마른 몸매를 선호하게 되는 거 같습니다. 약간 통통하고 볼륨감 있으면서 건강한 느낌의 몸매가 아니라 더 깡마른 몸매를 선호하다 보니 수단과 방법을 가리지 않고 다이어트에 매달리는 여성들이 많습니다. 과체중인 여성이 건강상 정상 체중을 위해 다이어트를 하는 것은 좋은 방향입니다. 하지만 정상 체중 이하로 무리한 다이어트를 하게 되면 수많은 부작용이 생길 수 있습니다.

"다이어트 약들을 먹다 보면 입이 마르지 않나요?"

"네. 그런데 원래 그런다고 해서 당연하게 생각하고 있었어요."

"입만 마를까요? 위장도 마르니 밥맛이 떨어지고 소화 기능이 떨어지지요. 그뿐만 아니라 자궁도 마르니 월경량이 줄게 되고, 질도 마르니 애액이 줄게 됩니다.

한마디로, 우리 몸속의 지방만 태우는 것이 아니라 체액 성분들을 함께 태우고 마르게 됩니다."

"그럼 전 어떻게 해야 하나요?

다시 예전 몸으로 돌아갈까 봐 무서워서 음식을 거의 안 먹다시피 하고 있어요."

"무슨 말씀인지 이해는 가요. 하지만 우리가 먹는 영양 성분을 통해서 혈액이 만들어지고 그 성분들 중에서 엑기스 성분들은 체액이 됩니다. 영양 성분 자체가 지금처럼 공급이 되지 않으면 애액이 제대로 생성되지 않아요."

"혹시 살은 다시 찌지 않으면서 애액만 늘릴 수 있을까요?"

너무나 심각한 표정으로 질문을 하였습니다. 이분은 애액 부족을 해결하기 위해서 식사량을 늘리고 싶은 마음은 전혀 없는 상태였죠. 현재 이 몸매 상태에서 체중이 늘지 않으면서 애액 부족을 치료해달라는 것이었습니다. 물론 이러한 여건 하에서도 질건조증을 치료할 수는 있지만, 다이어트 제품들을 복용하게 된다면 다시 증상이 재발할 수 있다고 설명해드렸습니다. 다이어트를 한다고 해서 모두 질건조증에 걸리는 것은 아닙니다. 그러나 자궁혈허체질은 폭풍다이어트, 급속다이어트를 하는 경우 그리고 다이어트 관련 약이나 식품을 너무 장기간 복용하는 경우 질건조증을 유발하기 쉬운 체질이라고 할 수 있습니다.

출산 후 질건조증 - 33세 여성

"임신 전에는 그래도 한 달에 5~6회는 부부관계를 가졌는데, 출산 후에는 성욕도 없을 뿐더러 애액이 나오지를 않아요.
시간이 지나면 해결되겠지 싶었는데, 증상이 더 심해지는 거 같습니다.
남편과 사이가 더 나빠지기 전에 치료를 해야 할 것 같아서 찾아왔습니다."
"모유수유는 끝났나요?"
"네. 6개월 정도 먹였어요. 모유수유 중단 후에 정상적으로 생리를 하고 있습니다."

아빠가 되는 남자에게는 아기가 생기기 전과 생긴 후, 몸에 전혀 변화가 없습니다. 하지만 여성은 임신과 출산 후 몸과 정신에 많은 변화가 찾아옵니다. 남자는 아기를 얻은 행복감과 더불어 여전히 예전과 다름없는 성욕을 가지고 있습니다. 반면에 여성은 출산 후에 성욕이 많이 떨어지게 되는데요.

여성의 몸은 임신 중에는 아기가 자궁에서 잘 자랄 수 있도록 집중되어 있고, 임신 후에는 아기를 잘 양육할 수 있도록 모유수유를 위한 호르몬들이 작동하게 됩니다. 모유수유를 위한 옥시토신과 프로락틴의 분비가 활성화되면서 배란과 관련된 난포자극 호르몬, 황체형성 호르몬이 억제되기 때문에 월경을 안 하게 되고 모유를 생성하도록 하는 것이지요. 그와 함께 성욕은 감퇴되고 아기를 위한 모성애가 돈독해집니다. 즉, 엄마의 눈에는 사랑스러운 아기만 보이고 남편은 귀찮은 존재로만 보일 수도 있습니다. 어찌 보면 생명을 기르기 위한 자연의 법칙인 것이지요. 그래서 모유수유가 끝난 후 정상적인 월경을 하게 되면 다시 여성 호르몬의 균형을 회복하면서 여성 성기능이 점차 회복됩니다. 그런데 회복이 되지 않는다면 바로 치료가 필요한 시점입니다.

이처럼 출산 후에 애액이 줄고 성욕이 급격히 감퇴하는 경우는 자궁혈허체질에서 더 많이 나타나는데요. 그렇지 않아도 자궁에 혈이 부족한데 출산 후 더 부족해지기 때문입니다. 또한 출산 후 부부관계는 자궁의 기능뿐만 아니라 체력적인 부분과도 뗄 수 없는 관계입니다. 출산 후 많은 여성들이 육아를 하느라 체력적으로 지쳐 있는 경우가 많습니다. 그러므로 이 같은 상황을 부부가 잘 이야기하며 배려하면 좋겠습니다.

질건조증과 질염 - 45세 여성

"결혼한 지 15년이 되었는데, 부부관계만 하면 질염이 재발해서 산부
인과 치료를 받아왔어요. 이젠 정말 부부관계 그만하고 싶어요. 산부
인과 가는 것도 지긋지긋해요."

"질염 치료 받고 나면 어떠세요?"

"그러면 또 금방 괜찮아져요. 그런데 부부관계만 하고 나면 질입구가
쓰라리고 아파요."

"성관계 시에 불편감 없으세요? 애액이 없어서 아프다거나 뻑뻑한 느
낌 같은 거요."

"네, 맞아요. 어떻게 아셨어요?"

"지금 질염 문제가 아니에요. 질건조증 때문에 질염이 발생된 상황이
에요."

부부관계만 하고 나면 산부인과와 비뇨기과를 찾는 여성들이 있습니
다. 그녀들의 문제는 질염과 방광염이 아닙니다. 그것만 치료한다고 해
결될 것이 아니라는 말입니다. 그 문제의 뿌리에는 질건조증이 있습니
다. 애액이 부족한 상태에서 무리하게 성관계를 진행하다 보니 질과 요
도 끝에 자극이 가게 되고 세균에 취약해져서 만성적으로 질염과 방광
염이 재발하는 상황인 것입니다.

"부부관계 시 뻑뻑한 통증, 찢어지는 통증이 있는데 다른 여성들도 다
그런 줄 알고 15년이 넘도록 참으면서 부부관계를 해왔어요.

131

어디다 물어볼 데도 없고, 친구들한테도 묻기 창피하잖아요."

이런 경우 질염과 방광염만 치료할 것이 아니라 근본적으로는 질건
조증을 해결해줘야만 부부관계도 좋아지고 질염이나 방광염 등의 증상
으로 시달리지 않게 됩니다. 2달 치료 후, 그동안 부부관계가 지긋지긋
하다던 여성은 남편과 알콩달콩 통화하는 모습에 행복한 기색이 역력
했습니다.

자궁적출 수술 혹은 난소적출 수술 후 - 48세 여성

얼굴이 푸석푸석한 한 중년 여성이 진료실로 들어오셨습니다. 첫인
상만 봐도 뭔가 사연이 많은 듯한, 세상을 다 잃은 듯한 표정의 여성이
었습니다. 성격 자체가 자신의 증상을 스스로 털어놓지 못하는 성격이
라 하나하나 질문과 대답을 거쳐야만 현재 가장 힘든 것이 무엇인지 알
수 있었습니다.

"자궁근종이 9cm였는데, 월경 1주 전부터 월경통이 시작되었어요. 허
리가 무지근하고 아랫배가 부풀어 빵빵해지면서 통증이 심했어요. 게
다가 월경량이 너무 많아서 어지럼증 때문에 일상생활을 거의 못했
어요.
월경 전 일주일과 월경 중 일주일이니까 한 달의 2주 이상은 정상이
아닌 상태였지요. 매달 이런 일이 반복되니 너무 힘들었습니다."
"혹시 병원에서 꼭 수술을 해야 한다고 했나요?"

"아니요. 폐경하려면 얼마 안 남았으니까 좀 더 기다려보자고 했지요. 그런데 제가 너무 지긋지긋해서 해달라고 했어요. 아이도 둘이나 있고 더 이상 출산할 계획도 없어서 간단히 자궁적출 수술을 결심했었지요."

자궁적출 수술을 간단하게 생각하는 분들이 많습니다. 자궁을 없앤다고 당장 생명에 지장을 주는 것은 아니니까요. 얼마나 힘들었으면 수술 결심을 했을까 측은해지기도 하였습니다. 한 통계에 따르면 자궁적출 수술을 한 환자들 중에 자궁근종으로 인한 수술이 약 60%에 달한다고 하니 그만큼 자궁근종은 초기에 잘 관리해야 하는 자궁질환입니다.

"자궁적출 수술 후 후유증은 없으셨나요?"
"기운이 없어서 집안일 하기도 너무 버거웠는데 약간씩 좋아지고 있어요. 안면홍조는 약간 있었는데 그렇게 심하지는 않았어요.
그런데 수술 후 3달이 지나 몸도 회복한 것 같아서 부부관계를 시도해보았는데 너무 건조해서 삽입조차 되지 않았어요.
'부부관계도 못 한다면 나는 뭔가…' 하는 생각이 들면서 남편에게 너무 미안했어요."

이쯤 상담하고 나니 살짝 눈물을 보이면서 본인이 앞으로 부부관계를 과연 할 수 있을지, 여자로서의 역할을 할 수 있을지 등의 질문을 하셨습니다. 말만 들어봐도 이분이 그동안 얼마나 많은 고민으로 잠 못 드는 밤을 보내셨을지 짐작이 갑니다.

자궁적출 수술을 할 때 보통 난소는 살려두고 자궁만 완전 적출하는 경우가 많습니다. 그래서 자궁적출 수술 후 여성호르몬이 분비되는 난소의 기능은 있기 때문에 이러한 성교통이나 성욕감퇴 증상에 문제가 없을 것이라고 생각하는 경우가 많지요. 하지만 그와는 다르게 자궁적출 수술 받은 여성의 3분의 1이 성기능 장애를 느끼고 있다고 합니다.

"그동안 어떤 치료를 해오셨나요?"
"수술한 병원에서는 일시적인 거라고 기다리라고만 했어요. 그래도 불편하면 윤활젤을 사용하라고 하더군요. 사용해봐도 너무 아파서 부부관계를 요즘은 못하고 있어요. 그렇게 1년을 기다려왔는데 회복이 되지 않아요.
병원에 다시 방문하니 자궁이 없다는 것에 너무 신경 쓰지 말고 맘을 편하게 하라고만 하더라고요. 저의 고통을 알아주지 않는 것 같아서 많이 서운했어요."

대부분 이런 경우 난소호르몬의 분비량에는 이상이 없으니, 정신적인 문제로 치부하는 경향이 있습니다. '수술한 거 별거 아닙니다. 그거는 잊고 성관계에 집중해보세요. 자궁적출 수술과 성기능은 상관 없습니다'라고요. 단지 수술한 여성 환자가 느끼는 정신적인 상실감에 의한 것이라고 생각하는 것이지요. 하지만 그렇지 않습니다. 한의학적으로는 자궁적출 수술 후에 질 주변의 혈액순환량이 급격히 저하되면서 성교통, 성욕 감퇴, 성감 저하 등의 증상을 유발한다고 봅니다.

이와 비슷하게 난소암이나 난소낭종으로 난소적출 수술을 받고 성교통으로 고민인 여성들도 한의원을 찾아옵니다. 이런 경우 여성호르몬제를 투여하면 될까요? 폐경 전 여성에게는 자궁내막암의 발생 위험성 때문에 에스트로겐을 보충하는 호르몬제를 처방할 수가 없습니다. 이런 분들에게는 걱정이 있습니다.

"한약에 혹시 여성호르몬제 들어 있나요?
저는 여성호르몬이 많이 들어 있는 석류 같은 식품도 먹으면 안 돼서요."
"아니에요. 질건조증 치료 한약은 여성호르몬 수치를 높여서 치료하는 방법이 아네요.
자궁과 질 주변의 혈류순환을 촉진시켜주는 치료이기 때문에 여성호르몬 수치가 올라갈까 봐 걱정하지 않으셔도 됩니다."
"아… 그러면 치료를 시작할게요."

환자는 그제야 안도에 찬 표정이었습니다. 질건조증을 치료하고 싶지만 한약이 여성호르몬 수치를 올리면서 다시 다른 암이 재발할까 봐 걱정이 많았던 것입니다. 자궁적출 수술 후 후유증 때문에 후회하는 여성들을 많이 보아왔습니다. 다른 후유증은 여성 혼자만 견뎌내면 되지만 성기능 문제는 파트너가 있기 때문에 가장 여성을 괴롭게 하는 증상입니다. 여성의 자궁이 단순히 아기집을 위한 우리 몸의 부속품이었을까요? 자궁이나 난소 적출수술은 너무 서두르지 마시고, 정말 이 방법밖에 없는지 충분히 생각해보고 결정하는 것이 좋습니다.

유방암 수술 후 치료 때문에 - 38세 여성

10년 전에 필자에게 질염 치료를 받았던 30대 후반 여성이 다시 한의원을 찾아왔습니다. 예전 환자가 다시 찾아올 때는 반가운 마음도 있지만, 무슨 문제가 생겼을까 걱정하는 마음도 앞서는데요. 다행히 치료한 이후로 질염은 재발하지 않아서 감사하다는 말을 전하면서 한편으론 그녀의 얼굴에 수심이 가득했습니다.

그 사이에 결혼을 했는데, 늦은 결혼이라 임신에 각별히 신경을 쓰고 있던 찰나에 유방암이 발견되었다고 합니다. 젊은 나이에 신혼 초에 유방암 진단을 받고 한쪽 유방을 절제했으니, 엄청난 충격을 받았다는 게 수척한 얼굴과 초점 없는 눈빛에 그대로 드러나 있었습니다.

"처음에 유방암 진단 받았을 때는 죽음에 대한 공포감이 너무나 컸습니다. 수술을 받고 나니 재발에 대한 걱정이 커졌고요.
그런데도 다시 임신에 대한 욕구가 생기네요. 타목시펜 5년 복용이 끝난 지 6개월 정도 되어서 병원에서도 임신을 해도 된다는 진단을 받았어요.
그런데 부부관계를 전혀 할 수가 없어요. 남편은 자상한 편이라 그런 내색은 전혀 하지 않지만, 저는 미안해서 살 수가 없어요. 제가 정상 부부관계로 자연임신을 할 수 있을까요?"

눈물을 뚝뚝 흘리는 그녀를 보면서 같은 여자로서 얼마나 복잡한 심경일까 충분히 알 수 있었습니다.

요즘 결혼과 임신이 늦어지면서 30대 후반~40대 초반에 이런 문제가 발생하는 경우가 종종 있습니다. 유방절제 수술 후에는 항암치료, 그리고 재발을 방지할 목적으로 타목시펜을 약 5년간 복용하도록 합니다. 항암치료를 하게 되면 난소기능이 저하되면서 에스트로겐의 분비가 줄어들게 됩니다. 게다가 타목시펜은 항에스트로겐 호르몬이기 때문에 에스트로겐이 제 기능을 하지 못하도록 합니다. 문제는 여기서부터입니다. 그로 인해 질이 위축되고 질분비물이 감소되어 성관계 시 통증 등의 부작용이 생기는 것이지요. 젊은 여성에게는 너무나 가혹한 부작용이라 할 수 있습니다.

인공수정이나 시험관 시술을 하면 어떨까 생각하기 쉽겠지만 이 또한 만만치 않습니다. 이런 시술에 성공하기 위해서는 과배란 유도 주사를 맞게 되는데 이때 많은 숫자의 난자를 억지로 키우다 보니 에스트로겐이 더 많이 분비되어 유방암의 위험이 생길 수 있는 것이지요.

"아직 젊기 때문에 충분히 자연임신 할 수 있어요."

"정말요? 제가 이 문제 때문에 고민하다가 불면증이랑 우울증까지 걸렸어요."

"너무 걱정하지 말고 2달만 치료해봐요."

"네. 이번에도 선생님만 믿고 치료 시작할게요."

유방암 수술을 한 여성일지라도, 타목시펜을 복용한 여성일지라도 한의학적인 측면에서는 치료가 가능합니다. 질건조증을 단지 여성호르몬에 초점을 맞추지 않고 자궁의 혈액순환의 관점에서 자궁의 혈을 채

워주고 말라버린 질 점막을 재생시켜 애액 분비를 촉진시켜주는 치료를 하기 때문입니다. 체력이 워낙 약한 데다 수술 후 더 바짝 마른 상태였는데, 치료를 받을수록 얼굴빛이 살아나고 눈빛이 살아나는 것이 느껴졌습니다. 6차 치료 후 부부관계 시 통증이 점차 감소되면서 갈수록 마음이 안정되고 삶의 희망을 가지는 모습을 보니 저 또한 처음 만났을 때의 걱정스러운 마음을 내려놓게 되었습니다.

혈액 생성을 도와주는 혈해혈

혈액이 부족한 자궁혈허체질 여성에게는 자궁의 혈액 생성을 촉진하고 혈류 순환을 원활하게 하는 혈해혈(血海穴) 지압을 추천합니다. 혈해(血海)는 '피의 바다'라는 뜻으로 우리 몸을 순환하는 혈액 및 호르몬과 관련된 질환에 꼭 필요한 혈자리입니다. 혈해혈을 눌렀을 때 통증이 심하게 느껴지면 자궁의 혈액이 부족하고 혈류순환이 잘 안 되고 있다는 것을 의미합니다. 그럴수록 혈해혈을 자주 자극하면 자궁의 혈액 생성을 돕고, 자궁과 자궁 주변의 혈류순환을 도와줄 수 있습니다.

혈해혈의 위치

혈해혈은 무릎뼈 정중앙의 안쪽에서 위로 약 5~6cm 정도 올라가서 움푹 들어간 자리에 있습니다.

혈해혈 지압하는 방법

- 엄지손가락을 세워 30초 정도 눌렀다가 뗍니다.
  혹은 엄지손가락으로 원을 그리듯이 지긋이 돌리면서 마사지합니다.
- 1일 30~50회씩 2번 하는 것이 좋습니다.

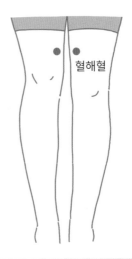

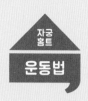

하체 근력을 강화시키는 투명의자(스쿼트) 운동

자궁혈허체질의 여성은 근육이 얇고 말랑말랑한 편이기 때문에 당연히 근육 사이를 흐르는 혈관도 운동성이 떨어집니다. 하체근육의 힘이 없으면 자궁 쪽으로 혈류가 제대로 공급이 되지 않기 때문에 억지로라도 근력 운동을 통해서 혈액순환을 도와줘야 합니다. 그래서 허벅지와 엉덩이의 근력을 키우는 대표적인 운동인 스쿼트(투명의자) 운동을 추천합니다. 하체 근력뿐만 아니라 등 허리근육, 복부근육까지 강화하여 전신근육의 균형을 맞춰주고, 근육 사이사이 혈류를 공급해주는 데 도움이 됩니다.

투명의자(스쿼트) 운동 방법

- 발을 어깨 너비로 벌립니다.
- 팔은 앞으로 나란히 한 후 허리를 꼿꼿이 편 상태에서 엉덩이를 뒤로 빼는 느낌으로 앉았다가 일어섭니다.
- 시선은 전방 15도로 봅니다.
- 내려갈 때는 숨을 들이마시고 올라올 때는 숨을 내쉽니다.
- 1세트 15회/ 1일 3세트 하는 것이 좋습니다.
- 무릎이 발끝보다 앞으로 나가지 않도록 주의하세요.

피해야 할 운동

- 유산소 운동으로 땀을 많이 빼는 것은 피하세요.
- 러닝, 자전거
- 스피닝

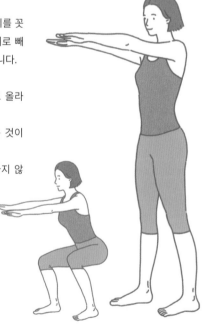

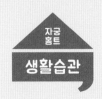

충분한 수면과 규칙적인 생활이 필요하다

충분한 수면

자궁혈허체질은 예민하고 스트레스에 민감한 편이기 때문에 불면증으로 고생하는 경우가 많습니다. 자고 싶은데 잠이 들지 않고, 얕은 수면으로 자다 깨다를 반복한다거나, 새벽에 잠이 깬 후에 다시 잠이 들지 않아서 힘들어하기도 합니다.

낮 동안 손상된 세포들이 우리가 잠을 자는 동안 재생이 되어야 하는데 수면이 부족해지면 적혈구 생성이 저하됩니다. 그러므로 혈액이 부족한 자궁혈허체질 여성은 무조건 12시 이전에는 잠자리에 들고 최소 7시간 이상 충분한 수면이 필요합니다.

때에 맞추어 식사하라

요즘 여성들은 하루 1~2끼의 식사를 하고 그 시간마저도 불규칙한 경우가 많습니다. 아침은 건너뛰고 아점을 먹거나 점저를 먹는 것이지요. 그것마저도 혈액을 만들 수 있는 영양가 있는 음식이 아닌 패스트푸드나 밀가루 음식, 혹은 과자, 과일, 커피 등으로 한 끼를 때우는데요. 문제는 자궁혈허체질은 혈액을 충분히 비축해놓지 못하는 체질이라 항상 영양이 부족합니다. 그래서 우리 몸이 영양분을 필요로 할 때 제때 공급을 해줘야 합니다.

식사 간격은 4~5시간마다, 식사량은 소(小)-중(中)-소(小)로 아침식사와 저녁식사는 점심식사보다 적게 먹는 것이 좋습니다. 아침식사는 아침 7~8시, 점심식사는 오후 1~2시, 저녁식사는 저녁 6~7시가 가장 좋으며, 과식이나 폭식은 피해야 합니다.

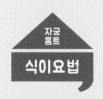

단백질 음식을 먹고 탄산음료를 피하고 단맛 늘리기

단백질 음식을 섭취하라

자궁혈허체질의 여성은 혈액이 부족하기 때문에 근육이 잘 생기지 않고 물렁한 편이며 체력이 약하여 쉽게 지칩니다. 위장 주변에도 혈액 공급이 원활하지 않아 소화효소가 충분히 분비되지 않는데 특히 단백질 분해효소가 적은 편이어서 육류를 잘 소화시키지 못하기 때문에 별로 즐겨 먹지 않는 분들이 많습니다. 하지만 건강을 생각한다면 억지로라도 단백질이 풍부한 콩류, 두부, 생선, 달걀, 그리고 육류를 조금씩이라도 섭취하는 것이 좋습니다. 특히 육류는 철분이 풍부하게 들어 있기 때문에 자궁혈허체질에는 꼭 필요한 식품이라고 할 수 있습니다.

탄산음료는 피하라

소화력이 약한 자궁혈허체질은 식사 후에 탄산음료를 습관처럼 즐겨 마시는 경우가 있는데요. 이 체질은 자궁내벽도 얇지만 위벽도 얇은 편입니다. 탄산음료에 들어 있는 탄산가스는 일종의 산 성분이기 때문에 위장벽을 자극하여 헐게 하거나 염증을 일으킬 수 있습니다. 게다가 음료에 들어 있는 액상과당 때문에 결국 속을 더 거북하게 만들 수 있으므로 최대한 피하는 것이 좋습니다. 소화 기능이 약하다고 음식을 적게 먹기보다는 소화가 잘되는 질 좋은 음식으로 조금씩이라도 자주 먹어 영양섭취를 충분히 해줘야 합니다.

자궁혈허체질에 필요한 단맛

'달면 삼키고 쓰면 뱉는다'라는 고사성어도 있듯이 인간이 원초적으로 가장 좋아하는 맛은 단맛입니다. 바로 생명에너지를 만들기 위해 당분이 필요하기 때문이지요. 대부분의 곡류와 육류는 씹을수록 단맛이 납니다. 우리 몸의 혈액은 우리가 먹는 탄수화물과 단백질을 통해서 만들어지는데요. 자궁혈허체질의 여성들은 탄수화물과 단백질 음식을 꾸준히 섭취하고 포도, 딸기, 복숭아 등의 당분이 많은 과일도 자주 먹는 것이 좋습니다.

도움이 되지만 주의도 해야 하는 단맛

한의학에서 단맛은 '감보(甘補)'라고 하여 위장기능을 도와주고 몸을 보해주는 기능을 합니다. 실제로 보약 종류의 한약 맛이 단 것도 기혈을 보강해주는 숙지황, 인삼, 황기의 한약재가 단맛을 많이 가지고 있기 때문입니다. 또한 단맛은 이완시켜 풀어주는 효능이 있습니다. 근육이 긴장된 것을 풀어서 통증을 완화시켜주거나 신경이 예민하고 긴장된 상태를 편안하게 만들어주는 효능이 있습니다. 우리 조상들이 배가 아플 때 꿀 차를 마셨던 데에는 다 이유가 있었던 것이죠.

하지만 현대인들이 가장 주의해야 하는 맛 또한 단맛입니다. 흔히 후식이나 간식으로 초콜릿, 사탕, 빵, 케이크, 과자, 아이스크림을 먹는 경우가 많은데요. 이러한 가공된 강한 단맛은 일시적으로 기분을 좋게 할지는 모르지만 너무 과도하게 먹으면 혈액의 순환을 방해해서 염증을 유발할 뿐만 아니라 당뇨병, 비만, 고혈압, 암을 일으킬 수 있습니다. 한의학에서는 "단맛을 너무 많이 먹으면 노폐물인 습(濕)이 많아져서 혈류순환을 방해하고, 근육이 힘없이 늘어지게 되고 피부에 종기가 생긴다"라고 기록되어 있습니다. 즉, 당분이 많은 과일류를 적당히 섭취하라는 것이지 설탕이 많은 가공식품류를 섭취하라는 말은 아닙니다.

좋은 채소
계란류, 토란, 감자, 냉이, 가지, 참깨, 들깨 , 고구마, 마

좋은 곡식
백미, 찹쌀, 콩류

좋은 과일
딸기, 포도, 복숭아, 망고, 앵두, 복분자, 오미자, 말린 대추, 체리, 베리류(블루베리, 라즈베리, 블랙베리, 아사이베리, 크랜베리 등), 호두, 잣, 땅콩, 아몬드

좋은 육류, 해산물
소고기, 양고기, 염소고기, 붕어, 쏘가리, 농어, 가자미, 가오리, 연어

나쁜 음식
밀가루 음식
탄산음료
술은 포도주 외엔 금물

자궁혈허체질에 좋은 보혈차(補血茶)

당귀

당귀는《동의보감》에서 자궁 질환을 비롯한 여성 질환 치료 처방에 가장 많이 쓰이는 약재입니다. 혈액을 주관하는 심(心), 혈액을 저장하는 간(肝), 혈액의 순환을 총괄하는 비(脾)를 보강해주고 충맥과 임맥, 독맥, 대맥을 조절하는 기능이 있어서 '혈병(血病)의 요약(要藥)'이라고도 부릅니다. 특히 자궁혈허체질에게는 혈액을 보충해주고 순환시켜주는 당귀가 좋습니다.

오디

오디는 뽕나무의 정기가 다 들어 있을 만큼 모든 효능이 응축되어 있는 뽕나무의 열매입니다. 남자에게는 소변이 요강을 뒤집을 정도로 양기가 세진다는 복분자(산딸기)가 좋다면, 여성에게는 자궁의 혈을 보강해주고 피부를 촉촉하게 해주며 음혈(陰血)을 보해주는 오디가 가장 좋습니다. 한의학에서는 '상심자(桑椹子)'라고 하여 혈액과 진액을 보충해주는 중요한 약재로 사용해왔기 때문에 자궁혈허체질에 도움이 됩니다. (오디는 생 오디를 즙을 내어 오디주스로 마시는 것도 좋습니다.)

주요 효능

- 자궁 혈액 부족으로 인한 **월경량 감소와 자궁내막의 약화, 난임**
- 난소 혈액 부족으로 인한 **난자의 허약과 월경불순**
- 심장의 혈액 부족으로 인한 **심장 두근거림과 불안감, 불면증**
- 전신 혈액 부족으로 인한 **잦은 피로감과 면역력 저하**
- 질과 방광 점막의 혈액 부족으로 인한 **건조감과 예민감**
- 피부의 혈액 부족으로 인한 **피부탄력 저하와 잔주름**

당귀와 오디를 이용한 '보혈차' 만드는 방법

- 물 2L에 당귀의 몸통인 당귀신 20g과 오디 15g을 넣고 펄펄 끓이다가 약한
  불로 1시간 정도 은근히 끓입니다.
- 당귀의 몸통인 당귀신은 혈액을 생성해주고, 가는 뿌리 부분인 당귀미는 어
  혈을 풀어주는 효과가 있기 때문에 혈액을 보충하기 위해서는 당귀신을 사
  용하는 것이 좋습니다.
- 따뜻하게 하여 하루 3번(약 100cc) 마시는 것이 좋습니다.

주의 사항

- 자궁냉체질 여성은 복통, 설사를 할 수 있으므로 주의하세요.
- 잘 붓고 소화가 잘되지 않는 분은 복용을 피하세요.

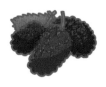

뽕나무의 정기가 들어 있는
오디는 혈액과 진액을
보충해주는 효과가 있다

여성 질환 치료에
가장 많이 쓰이는 당귀는
'혈병의 요약'이다.

자궁어혈체질

어혈 때문에 생기는
월경통

월경통은 여자라면 누구나 겪는 것일까요? 가임 여성의 약 60~70%가 월경통을 겪고 있고, 그중 15% 정도는 일상생활이 어려울 정도로 심한 통증을 느낀다고 합니다. 하지만 주변 여성들에게 흔하다고 하여 월경통을 겪는 것이 당연한 것은 아니지요.

월경통은 월경주기에 따라 하복통뿐만 아니라 골반통, 요통, 두통, 하지부종, 복부창만, 소화불량, 미식거림, 어지럼증, 실신 등의 증상을 나타냅니다. 골반 내 장기에 이상이 없는 경우를 '원발성 월경통', 골반 장기의 이상에 의한 경우를 '속발성 월경통'이라고 하는데요. 속발성 월경통의 가장 흔한 원인은 자궁내막증, 자궁선근증, 자궁근종입니다.

그 외 난관염, 골반염, 수술 후 유착, 난소 낭종, 골반 울혈, 자궁 내 폴립, 자궁 내 장치로 인한 질환도 원인이 될 수 있으므로 잘 파악하는 것이 중요합니다.

월경통이 없다가 갑자기 심해졌다면, 일단 자궁 내 질환이 생긴 것은 아닌지 검사를 해보셔야 합니다. 원발성 월경통은 월경이 시작되면서 통증이 감소되는 특징이 있는 반면 속발성 월경통은 월경 1~2주 전부터 증상이 시작되거나 월경이 끝난 후에도 통증이 지속되는 것이 특징입니다. 이처럼 매달 찾아오는 월경통이 심하면 일상생활뿐만 아니라 학습능력과 업무능력까지 어려움을 겪게 됩니다. 심한 경우에는 '자궁을 떼어내고 싶다'는 생각이 들 정도로 큰 심리적 불안감과 우울증을 겪기도 합니다.

이런 월경통을 가장 심하게 느끼는 체질은 바로 자궁어혈체질입니다. 자궁내막의 정상적인 증식과 탈락을 방해하는 어혈로 인하여 정상보다 통증이 더 심하게 나타나기 때문에 어혈을 제거하고 건강한 자궁으로의 회복이 필요합니다.

원발성 월경통 - 27세 여성

"저는 월경 2일 전부터 아랫배가 찢어지는 듯한 통증을 느껴요.
허리도 아파서 의자에 제대로 앉아 있을 수가 없어요."
"월경혈이 덩어리져서 나오는 것도 있나요?"
"네. 첫째 날과 둘째 날에는 덩어리 피가 많이 나오고 그 뒤로 월경통이 줄어들어요."

이처럼 월경혈에 덩어리가 많이 보이고, 핏덩어리가 나오고 나면 통증이 줄어들고, 아랫배와 아랫허리가 끊어지듯이 아픈 월경통은 대부분 자궁어혈체질에서 많이 나타납니다. 대부분 얼굴 피부색이 검거나 탁한 편인데, 다른 체질의 월경통에 비해서 통증이 심하게 나타납니다.

"언제부터 월경통이 시작되었나요?"
"초경을 중2때 했는데 그때부터 있었어요.
지금 생각해보니까 중, 고등학교 시절에도 월경통 때문에 시험을 망쳤던 기억이 나요."
"언제부터 증상이 심해졌나요?"
"2년 전 직장생활 시작하면서 심해졌는데, 최근 6개월은 매달 응급실에 실려 갔어요. 병원에서는 자궁검진상 아무 이상 없다고 스트레스를 줄이라고 합니다.
저는 매달 너무 힘들어서 직장을 그만둬야 할지 고민이 될 정도예요."

이처럼 원인을 알 수 없는 월경통, 즉 원발성 월경통으로 필자를 찾는 여성들은 대부분 20~30대 젊은 층이면서 미혼 여성인 경우가 많습니다. 검사 상 원인이 없다고 하니 얼마나 답답할까요. 하지만 통증이 있다면, 통증을 일으키는 원인이 있습니다. 이런 월경통의 원인을 한의학에서는 '어혈'이라고 합니다. 원인을 찾을 수 있기 때문에 한의학에서는 해법이 있는 것입니다. 원발성 월경통은 대부분 초경부터 시작되는데, 장기간 스트레스가 지속되었을 때 증상이 악화되는 경우가 많습니다.

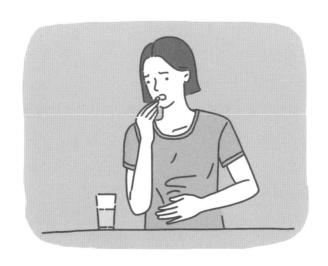

"월경통이 심할 때는 어떻게 하세요?"

"진통제로 버티는데요. 요즘은 월경 기간 동안 총 8~10알 정도는 먹는 것 같아요.

진통제 양은 계속 늘어나는데, 월경통이 줄어들지 않아요."

이렇게 산부인과 검진상 어떤 원인도 찾지 못한 경우 많은 분들이 진통제에 의존합니다. 사실 초기에는 진통제로 버티다가 이처럼 진통제가 잘 안 듣는 시기가 되어서야 한의원을 찾는 경우가 많아요. 한마디로 병을 키워서 오시는 거지요.

월경 때가 가까워지면 자궁내막에서 '프로스타글란딘'을 분비합니다. 자궁의 평활근 수축을 촉진시켜 월경 혈이 몸 밖으로 원활히 나갈 수 있도록 도와주는 중요한 호르몬이죠. 하지만 이 호르몬이 과도하게 많이 분비되면 평활근이 지나치게 수축하여 월경혈의 배출을 방해하게 되고 자궁근육에 경련이 생겨서 월경통을 심하게 느끼게 됩니다. 환자들 표현에 의하면 '쥐어짜듯이, 조이듯이, 꼬이는 듯한' 통증이 하루에도 여러 번 나타납니다.

어혈이 원인인 월경통에 진통제를 자주 쓰게 되면 어떻게 될까요? 우리가 흔히 먹는 소염진통제는요, 대부분 프로스타글란딘의 분비를 억제하는 성분이 들어 있습니다. 즉, 자궁 평활근의 수축을 방해해서 통증을 덜 느끼게 하는 것이지요.

그런데 너무 의존해서 매달 자주 먹게 되면 어떻게 될까요? 자궁수축이 약해지기 때문에 월경혈이 밖으로 제대로 배출되지 못하고 자궁 안에 남아 있다가 다시 자궁벽으로 흡수됩니다. 이 과정에서 각종 자궁 내 질환을 유발할 가능성이 높아집니다. 이처럼 진통제로 월경통을 덜 느낀다고 해서 월경통이 치료가 된 것은 아니기 때문에 진통제에만 의존해서는 안 된다는 것이지요. 원발성 월경통인 경우 한의학적으로는 월경혈의 배출을 방해하는 어혈을 제거하고 자궁 주변 혈류순환을 원활하게 하여 충분히 치료할 수 있습니다.

자궁내막증 - 42세 직장인 여성

"저는 월경통이 최근 3년 전부터 시작되었는데요.
월경 전부터 시작해서 월경이 끝나고 나서도 통증이 심해요."
"병원에서 검진 받아본 적 있으신가요?"
"네. 자궁내막증으로 진단을 받았어요."

이처럼 자신의 월경통의 원인을 확실히 알고 찾아오는 환자들도 있습니다. 이런 경우 단순한 월경통 치료가 아니라 그 원인이 되는 질환을 치료해줘야 합니다. 최근 이러한 자궁 내 질환이 늘어나는 추세입니다. 아직 정확한 원인이 밝혀진 것은 아니지만, 초경 연령은 빨라지는 반면 결혼 연령이 늦어지면서 임신과 출산이 늦어지게 되어 자궁이 여성호르몬에 노출되는 시간이 그만큼 길어지는 것이 원인이라고 추측하고 있습니다.

자궁내막증은 자궁내막 조직이 자궁내막이 아닌 난소나 난관, 복막, 직장 등 부위에서 자라는 질병입니다. 사실 가만히만 있으면 아무 문제가 없습니다. 문제는 옮겨간 자궁내막조직이 매달 월경주기에 따라 자궁내막에 있는 조직처럼 증식하고 출혈을 일으키기 때문에 월경통을 심하게 일으키게 됩니다. 한의학에서는 다른 부위에 있는 자궁내막조직인 어혈을 전체적으로 제거하는 방향으로 치료를 합니다.

배란통과 배란기 출혈 - 33세 야간 근무하는 여성

"저는 월경통도 심하지만요.
그것보다 더 힘든 것은 배란통과 배란기 출혈이에요."

배란기는 다음 월경 예정일의 14일 전후로 약 3일간을 말하는데 계란 흰자와 같은 미끈거리는 투명한 배란액이 흘러나오며 임신이 가능한 기간입니다. 배란통과 배란기 출혈은 배란이 되는 과정에서 난소의 부종이나 나팔관 경련 등으로 인하여 나타납니다. 한쪽, 혹은 양쪽 아랫배의 통증이나 골반통, 복부팽만감이 생기며, 출혈을 보이기도 하는데요. 임신을 앞두고 있다면 착상에 어려움을 겪을 수 있기 때문에 특히 더 신경 써야 합니다. 대부분 자궁과 난소 기능의 허약으로 인한 호르몬의 불균형이 가장 큰 원인이며, 과로와 스트레스를 주는 환경이 증상을 더 악화시킬 수 있습니다.

"언제부터 이런 증상이 나타났나요?"
"아무래도 3교대를 하면서 야간 근무하게 되니까 생긴 거 같아요."
"맞아요. 야간 근무를 하더라도 20대 때는 자궁과 난소가 건강하고 체력적으로 버틸 수 있습니다.
하지만 자궁과 난소 기능이 약해지는 30대가 되면 몸이 버텨낼 힘이 없다 보니 스트레스에 민감한 자궁이 문제를 일으키는 것입니다."

현대 사회에서 많은 여성들이 해가 뜨면 일어나고 해가 지면 쉬고 깊은 밤이 되면 잠을 자는 자연법칙에 따르지 않고, 아침 늦게까지 늦잠을 자고, 쉬어야 할 저녁 시간에 외출과 술로 에너지를 더 낭비하고, 자야 할 밤 시간에 자지 않고 일을 하기도 합니다. 특히, 밤낮이 바뀐 생활을 하는 간호사, 승무원, 작가, 3교대 직장인들은 월경에 문제가 생길 가능성이 높아집니다. 예를 들면 월경주기의 변화, 월경량의 변화, 부정출혈, 월경통이나 배란통 등입니다. 이처럼 월경과 관련된 문제에는 수면패턴이 상당히 중요한 영향을 미치는데요. 대부분 밤 12시 이후에 잠을 자는 잘못된 수면패턴이 월경패턴에도 문제를 일으키게 됩니다.

또, 젊은 여성들은 조심스럽게 이런 질문을 하기도 합니다.

"저… 혹시 월경 중에 성관계 해도 되나요?"

정답은, 월경 중 성관계는 절대로 해서는 안 됩니다. 월경 때는 자궁경부가 열려 있는 상태이기 때문에 월경 중 성관계로 인하여 외부로 배출되어야 할 혈액성분이 거꾸로 자궁내로 역류되어 고이게 되면 자궁내막증이나 자궁선근증 등을 유발할 수도 있고, 외부의 세균이 자궁 안으로 침투하기 쉬워 자궁내막염이나 골반염을 일으키기도 합니다.

《동의보감》의 '부인문(婦人門)'에는 '달거리할 때 성생활을 하게 되면 충임맥(衝任脈)이 손상되어 달거리 양이 갑자기 많아진다'라는 구절이 있습니다. 즉, 월경 중 성관계는 자궁을 허약하게 만들고 호르몬의 불균형을 초래하여 월경량의 변화, 월경주기의 변화, 월경통 등을 야기할 수 있다는 것을 꼭 알고 계셔야 합니다. 아직도 많은 남성들이 월경 중 성관계를 해도 된다고 생각하는데요. 월경 중 성관계가 사랑하는 여성의 건강을 해칠 수 있다는 사실을 여성은 꼭 남성에게 알려주어야 합니다.

"제가 요즘 면역력을 높이려고 매일 새벽에 수영을 다니고 있어요."
"설마 월경 중에도 수영을 하는 것은 아니지요?"
"네? 월경 중에는 탐폰 끼고 하면 되는데요?"
"수영장 물은 대부분 차가워요. 월경 중에는 차가운 물에 들어가면 안 돼요."

따뜻해야 할 여성의 자궁이 월경 중 냉기를 받게 되면, 혈액이 뭉치면서 어혈을 만들기 때문에 월경량이 줄고 월경통이 심해질 수 있습니다. 건강을 위해서 운동을 하는 것은 좋으나, 월경 중에는 어떤 운동이든지 잠시 쉬는 것이 좋습니다. 월경 기간 중에는 면역력이 떨어져 있고 자궁이 약해져 있어요. 이 기간에는 몸을 따뜻하게 하고 과로하지 말고 자궁을 편하게 해줘야 합니다.

"아, 그럼 아랫배에 핫팩을 대면 좋겠네요?"
"네, 맞습니다. 아랫배나 허리 아래쪽 부위에 핫팩을 대는 것은 자궁 주변의 근육을 따뜻하게 풀어주고 혈류순환을 도와주기 때문에 통증을 조금 줄여줄 수 있어요."

쉽게 말해서, 몸을 따뜻하게 하면 월경혈 배출에 도움이 되고, 몸을 차갑게 하면 월경혈의 배출을 방해한다고 생각하면 됩니다. 월경 전후로는 찬 음료, 찬 음식은 피해야 하고요. 찬 바람이나 에어컨 바람에 노출되는 것과 찬 곳에 앉는 것도 피해야 합니다. 또한 되도록 소화가 잘되는 음식을 섭취하는 것이 좋고, 몸을 조이는 옷은 아랫배의 순환을 방해하므로 헐렁한 옷을 입어 자궁을 압박하지 않도록 하는 것이 좋습니다.

Tip 건강한 월경이란?

월경주기 : 21~35일 (주기가 규칙적이어야 함)

월경기간 : 5~7일

월경량 : 100~180ml (3일은 양이 많고 4일부터는 줄어들어야 함)

월경색 : 붉은 혈 (혈 덩어리가 없어야 함)

월경통 : 거의 없어야 함.

 Tip 월경통 자궁 8체질별 증상

자궁냉체질 : 아랫배 싸늘한 통증, 소화불량, 묽은 변, 손발이 차가워짐.

자궁울체체질 : 컨디션에 따라 월경통 강도와 월경량이 변함.

자궁혈허체질 : 두통, 어지럼증, 기력 저하, 우울감

자궁어혈체질 : 덩어리혈, 극심한 통증, 심한 골반통

자궁한습체질 : 하지부종, 다리 통증, 묽은 혈

자궁습열체질 : 진붉은 색의 혈, 냄새, 음부 가려움

자궁습담체질 : 전신 부종, 체중 증가, 묽은 혈

자궁건조체질 : 적은 월경량, 갈색찌꺼기 혈, 통증 약함.

단순 히스테리가 아닌
월경전증후군

대한산부인과의사회에 의하면 우리나라 가임 여성의 75%는 월경전증후군을 겪고 있고, 그중 5%는 도벽이나 자살충동을 느낄 정도로 심한 고통을 느낀다고 하는데요. 증상으로 보고된 것만 200가지가 넘는다고 합니다.

월경전증후군(PMS)은 월경 전 7~10일 즉, 배란일부터 월경을 하기 전까지 나타나는 여러 가지 증상을 통틀어서 이야기합니다. 여성의 몸은 한 달 단위로 여성호르몬인 에스트로겐과 프로게스테론이 이루는 일정한 호르몬의 패턴이 있습니다. 에스트로겐은 난포를 성숙시켜주는 작용을 하고, 프로게스테론은 착상을 준비해 자궁벽을 두껍게 만들기 시작합니다. 에스트로겐의 급작스러운 증가와 감소를 거친 이후 프로게스테론이 서서히 증가하기 시작하는데, 이 시기에 대부분 월경전증후군을 겪기 때문에 프로게스테론과 연관이 많은 것으로 보고 있습니다. 이런 호르몬의 패턴이 리드미컬하게 상호 작용하지 않고 불균형, 부조화를 이루게 되면 그 변화 속에서 신체적, 정신적인 변화를 일으키게 되는 것이지요.

한의학적으로 보면 월경~배란기까지는 월경으로 자궁내막이 탈락한 이후이기 때문에 자궁내 혈액이 부족한 상태, 즉 '혈허(血虛) 우세' 상태라고 할 수 있고, 배란기~월경 시작 전까지는 월경 전 자궁내막이 증식하면서 자궁 내 혈액이 충만한 상태, 즉 '어혈(瘀血) 우세' 상태라고 할 수 있습니다. 이 어혈 우세 기간에 월경전증후군이 나타나게 되는데, 어혈의 상태에 따라서 가볍게 혹은 심하게 겪기도 합니다.

짜증, 분노, 감정 기복 – 33세 미혼 여성

"월경만 다가오면 남자친구와 싸우게 돼요.

매달 이런 일이 반복되니 남자친구가 못 견디겠다고 하네요."

"월경 전에 어떤 느낌 때문에 싸우게 되나요?"

"이유 없이 예민해져요. 짜증도 났다가 우울해지기도 했다가 감정 기복이 심해져요. 별일 아닌데 버럭 화를 내기도 하고…

어떨 때는 너무 우울해서 남자친구에게 헤어지자고 말하기도 해요. 집에 와서는 꼭 후회하게 되고 다음 날은 남친에게 미안하다고 하고요."

　이마를 잔뜩 찌푸려 미간 주름도 깊게 파인 33세 미혼 여성의 상담 내용입니다. 이런 느낌을 여자라면 약간씩은 느껴보셨을 텐데요. 아이가 있는 여성이라면 아이에게 이러한 감정을 쏟아내는 경우도 있습니다. 즉, 내 몸의 변화가 나로 끝나는 것이 아니라 다른 사람에게 상처를 주게 되는 것이지요. 감정 변화가 약간은 있을 수 있으나 다른 사람에게 깊은 상처를 주게 되고 후회하는 정도라면 치료를 생각해보셔야 합니다. 간혹 이런 자궁 문제를 정신적인 문제로 착각하고 정신과를 찾는 여성도 있습니다.

"원장님, 저는 정신과 상담도 받아봤어요.

우울증 약을 먹어보는 것이 어떻겠느냐는 제안을 받았는데, 저는 우울증 약은 먹기 싫어요."

심각한 월경전증후군으로 인한 우울감이나 불안장애의 경우 정신과에서는 어쩔 수 없이 항우울제를 처방하기도 하는데요. 이것은 정신과의 문제가 아니라 자궁의 문제입니다. 한의학적으로는 자궁의 어혈을 풀어주기만 해도 감정적인 우울감이 해소됩니다.

"커피 드세요?"
"그럼요. 전 커피 없으면 못 살아요.
아침에 일어나자마자 한 잔 마시고요. 회사에서도 오전 한 잔, 오후 한 잔은 마셔야 해요."

요즘 '밥 없이는 살아도 커피 없이는 못 살아'라고 하는 여성들이 많아지고 있습니다. 카페인 중독인 셈이지요. 커피는 교감신경을 긴장시켜서 감정 변화를 더 심하게 만들 수 있기 때문에 월경전증후군을 겪는 사람은 최대한 하루 한 잔 이하로 줄이는 것이 좋습니다.

과식과 폭식 - 29세 미혼 여성

"선생님, 저는 월경 전에 살이 너무 많이 쪄요.
다이어트를 잘 해오다가도 월경 전에 과식과 폭식으로 항상 망하고 포기해요."
"월경 전에 어떤 음식이 가장 많이 당기나요?"
"초콜릿 같은 단 음식이랑 피자, 스파게티, 빵, 과자 같은 밀가루 음식이요."

"맞아요. 월경전증후군의 일종이에요.

이럴 땐 무작정 다이어트를 하는 것보다, 먼저 월경전증후군 치료로 식욕을 조절하는 것이 좋습니다."

월경 전만 되면 '속이 허해요' '무언가 먹고 싶어요'라며 식욕이 더 왕성해지는 경우가 있습니다. 어찌 보면 우리 몸의 혈액이 월경을 위해 자궁으로 몰리다 보니 에너지를 만드는 비위(비장과 위장)에는 혈액이 부족한 상황이 되어서 에너지를 빨리 만들 수 있는 당분이 급하게 필요해진 것으로 볼 수 있습니다. 그래서 월경 전의 폭식이나 체중 증가는 자궁어혈체질인 사람이 비위의 소화 기능이 약할 때 많이 나타납니다.

우리 몸은 월경주기에 따라서 식욕에 약간 변화를 나타냅니다. 월경 전에는 식욕이 늘고, 월경 후에는 식욕이 줄게 되는데요. 최근 '월경주기 다이어트'라고 해서 한동안 유행했던 적이 있습니다. 월경~배란기에는 신진대사가 활발하여 지방대사가 잘되기 때문에 살 빼기 쉬운 기간으로 잡고 더 열심히 운동을 하여 급속 다이어트를 합니다. 그리고 배란기~월경 전까지 신진대사가 느려져서 체내 지방과 수분이 잘 축적되기 때문에 살 찌기 쉬운 기간으로 잡고 느린 다이어트를 하는 것이죠. 그러나 효과가 좋다 하더라도 과한 다이어트가 되지 않도록 유의하는 게 좋습니다.

부종과 체중 증가 - 31세 미혼 여성

"원장님, 저는 월경 전에 많이 부어요. 심한 경우 3kg 차이가 나기도 해요.

얼굴이 달덩이처럼 변하고, 몸이 무겁고 너무 피곤해요."

"자궁의 어혈 때문에 수분대사가 원활히 되지 않아서 붓기가 생기게 됩니다."

"평소 어떤 음식 좋아하세요?"

"짜고 매운 음식이나 자극적인 음식이요."

"그럴 줄 알았어요. 일단 그런 음식만 덜 먹어도 붓기가 훨씬 덜할 거예요."

자궁의 어혈은 혈액순환을 방해할 뿐만 아니라 결국 수분대사까지 영향을 미치게 됩니다. 상체 비만인 경우에는 얼굴과 손이 잘 붓고, 하체 비만인 경우에는 하체 부종이 생기기 쉽습니다.

"부으면 몸이 많이 무겁고 아플 텐데요?"

"맞아요, 선생님. 월경 직전에는 항상 온몸이 두들겨 맞은 것처럼 어깨와 허리가 아프고, 어떨 때는 몸살 난 것 같아서 일상생활이 힘들 지경이에요."

자궁어혈로 인한 수분의 정체가 피부에 쌓이면 단순 부종을 유발하지만, 근육에 쌓이면 근육통, 관절에 쌓이면 관절통을 동반하게 됩니다. 간혹 '월경 전만 되면 감기몸살에 걸려요'라고 하는 여성들이 있는데, 대부분 이 경우에 해당된다고 할 수 있습니다. 이런 분들은 평소 가벼운 운동이나 스트레칭이 통증 유발 물질의 배출을 도와주기 때문에 짧게라도 자주 하는 것을 추천합니다.

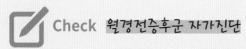

● 아래 증상 10개 중 2개 이상이 월경 시작
7~10일 전에 매달 반복적으로 나타나면
전문 한의사의 상담을 받는 것이 좋습니다.

☐ 두통이 생기거나 집중력이 감퇴된다

☐ 짜증이 나거나 화가 치밀어 오른다

☐ 우울하고 억울한 느낌이 든다

☐ 만사에 의욕이 떨어진다

☐ 유방이 팽창하면서 통증을 느낀다

☐ 아랫배가 팽창하면서 변비 혹은 설사가 생긴다

☐ 온몸을 두들겨 맞은 듯한 근육통이 생긴다

☐ 뼈마디가 시큰거리거나 아프다

☐ 식욕이 많아지거나 붓는 느낌이 든다

☐ 단 음식이나 밀가루 음식이 먹고 싶다

월경 전 여드름 – 33세 미혼 여성

"저는 월경 전에는 데이트 약속을 안 잡아요.

월경 전에는 저희 회사 사람들도 제가 월경 전이라는 것을 다 알 정도로 여드름이 심하게 올라와요. '나 월경 전이에요~'라고 떠벌리는 거 같아서 창피함이 이만저만이 아니에요."

아마 대부분의 여성들이 월경 전 피부 상태가 좋지 않다는 것은 느끼고 있을 거예요. 피부가 칙칙해지면서 어두워지고, 염증이 1~2개 올라올 수 있습니다. 이 정도는 정상 반응이라고 볼 수 있습니다. 하지만 월경 10일 전부터 심각할 정도로 여드름이 많이 생기고, 월경을 시작하면서 피부의 염증이 호전된다면 '월경 전 여드름' 증상을 의심해보아야 합니다.

월경 전 여드름은 20~30대 젊은 여성들한테서 많이 나타나는데요. 특히 피지샘이 많은 턱 주변과 입 주변에 주로 생기게 되며 매달 반복되는 특징이 있습니다. 입 주변이 지저분하면 화장을 해도 가릴 수가 없으니 젊은 여성들에게 있어서 보통 고민이 아닙니다.

"월경 전 여드름이 올라오면 어떻게 하셨어요?"
"일단 집에서 여드름을 면봉으로 짰구요. 여드름 피부에 맞는 기능성
화장품으로 바꿨구요. 소염 연고도 꼬박꼬박 발랐어요."
"그러면 다른 곳에 또 올라올 텐데요."
"네. 맞아요. 그 다음 달이 되면 또 다른 곳에 올라와요.
왜 그런 거예요?"

배란기부터 월경 전까지 프로게스테론의 농도가 높아지는데, 이로 인해서 피지 생성이 증가하게 되고 피지의 분비량이 증가되면서 쉽게 염증 반응이 나타나게 되는 것입니다. 한의학적으로는 이 기간에 자궁 내 혈액이 가장 많이 모이기 때문에 어혈이 되고 염증 반응을 일으키는 것으로 봅니다. 그래서 자궁과 연관된 턱이나 입 주변의 피부까지 염증

을 보이게 되는 것이지요. 좁쌀처럼 염증이 생기기도 하고 점차 빨갛게 혹은 노랗게 농포를 만들기도 합니다. 그래서 대부분 월경통, 월경불순, 질염 혹은 자궁내 염증성 질환을 동반하는 경우가 많습니다.

> "그러고 보니 월경주기에 따라서 피부가 달라지는 거 같아요.
> 월경 전에는 피부가 번들거리고 벌개지면서 염증이 생기기 시작해요.
> 피부에 좋다는 건 다 발라봤지만 그래도 끝없이 올라오는 여드름 때문에 미치겠어요."
> "흉터도 많이 생겼네요."
> "네. 이게 원래 이 정도는 아니었는데, 2년 사이에 완전히 변해버렸어요."

월경 전만 되면 심해지는 여드름을 일반 여드름이라 생각하고 자꾸 짜다 보니 피부가 거뭇거뭇해지고 상처 때문에 파인 흉터가 생기게 됩니다. 게다가 모공도 더 넓어지니 피부가 울퉁불퉁하게 변하게 됩니다. 월경 전 여드름을 단순히 피부문제로 봐서는 잡히지 않습니다. 피부 밖에서 아무리 짜고 염증약을 발라도 월경 7~10일 전만 되면 어김없이 올라오는 여드름은 막을 수가 없지요. 원인이 피부에 있는 것이 아니라 자궁에 있기 때문입니다. 즉, 자궁어혈체질의 여성에게 잘 나타나는 월경 전 여드름은 각종 노폐물이 염증 반응을 일으켜 혈액을 타고 얼굴에 일으키는 피부질환입니다. 그래서 아무리 밖에서 관리해봐도 소용이 없다는 것입니다.

"그러면 한약으로 피지 조절이 되나요?"

"그럼요. 과다하게 피지가 많이 생기는 것 자체가 '자궁의 어혈과 열' 때문이에요.

이 둘이 자궁에서 염증 반응을 일으키는 것이고 그 염증 노폐물이 피부로 나타나는 것이지요. 자궁의 어혈을 제거하고 열만 꺼주면 피부만 좋아지는 게 아니라 당연히 자궁도 함께 좋아져요."

한 가지 주의해야 할 것이 있는데요. 바로 자궁어혈체질에 염증 반응을 일으키는 '열'입니다.

"열이 뭐예요?"

"음식으로 따지면 기름진 음식과 단 음식, 술이에요."

"어? 저 튀김이랑 치킨 너무 좋아해요. 야식으로도 자주 먹는데 안 되는 거예요?"

많은 여성들이 자신이 즐겨 먹던 음식이 질병을 유발하고 더 악화시킬 수 있다는 사실을 생각하지 않고 약만 먹으면 해결이 된다고 생각하는 경향이 있습니다. 이런 기름진 음식이나 단 음식, 술을 자주 섭취하게 되면 혈액을 탁하게 만들어 어혈을 더 만들게 되고, 염증 반응에 민감해지기 때문에 피부질환이 생길 수밖에 없습니다. 월경 전 여드름은 피부질환이 아니라 자궁 문제라는 거 꼭 기억해주세요.

Tip 월경전증후군 자궁 8체질별 증상

자궁냉체질 : 식욕 부진, 소화불량, 관절통, 수족냉증, 묽은 변

자궁울체체질 : 식욕 과잉, 분노, 짜증, 기분 변화

자궁혈허체질 : 만성피로, 두통, 불면증, 현기증, 우울증

자궁어혈체질 : 하복통, 요통, 골반통

자궁한습체질 : 사지부종, 다리 무력감

자궁습열체질 : 질분비물 증가, 여드름

자궁습담체질 : 부종, 체중 증가

자궁건조체질 : 얼굴피부 건조, 쉽게 손톱이 갈라지고 부서짐.

자궁검사가 꼭 필요한
과다 월경

정상 월경량을 정확히 몇 cc라고 정할 수는 없습니다. 일반적으로 체격이 큰 여성의 월경량이 마른 여성보다는 좀 더 많은 것이 정상입니다. 체격은 큰데 월경량이 너무 적으면 어혈 배출이 원활히 되지 않아 부종, 저림 등의 혈액순환 장애 증상이 생기기 쉽고, 체격은 작은데 월경량이 너무 많으면 빈혈이나 어지럼증, 기력 저하를 유발할 수 있습니다.

일반적으로 정상 월경 기간을 5~7일로 보는데요. '과다 월경'이라고 하면 월경 기간이 8일 이상 넘어가는 경우를 이야기합니다. 하지만 기간보다는 월경량이 더 중요한데요. '생리대 교체를 1~2시간 간격으로 자주 한다' '생리혈이 샐까 봐 걱정이 된다' '왈칵 쏟아지는 느낌이 난다' '월경량이 많아서 탐폰을 사용하고 또 생리대를 착용해야 한다' 등의 생각을 종종 한다면 과다 월경을 의심해보아야 합니다.

자궁어혈체질은 자궁 내막과 주변을 흐르는 혈액 중 영양 없이 노폐물이 많고 오염된 혈액이 많다는 것입니다. 이 오염된 혈액은 월경 시 배출이 원활히 되지 못하고 고여 있다가 자궁내막에 흡수되는 과정에서 여러 가지 자궁 내 질환을 유발하여 과다 월경을 유발하게 됩니다.

자궁근종 때문에 - 42세 여성

"갑자기 월경량이 많아져서 스트레스 때문에 그런가 보다 대수롭지 않게 여겼어요.
몇 달 전부터 핏덩어리가 뭉글뭉글하게 나오면서 월경통이 심해서 진통제를 네 알씩이나 먹기 시작했어요. 아무래도 이상해서 산부인과를 가봤더니 자궁근종이라고 진단 받았어요."
"그럼 그 전에는 그런 진단을 받은 적이 없나요?"
"네. 3년 전 둘째 출산할 때 작은 게 하나 보이지만 걱정할 정도는 아니라고 했거든요."

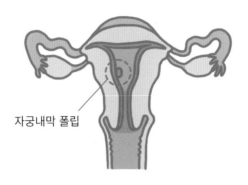

자궁내막 폴립

"혹시 근종 크기 알고 계세요?"

"제일 큰 게 5cm이고 작은 것들이 몇 개 더 있다고 하더라고요."

"이 정도면 산부인과에서 6개월마다 검진 받으셔야 해요.

현재 가장 힘든 점은 어떤 건가요?"

"둘째 날은 1시간마다 패드를 갈아야 할 정도로 월경량이 많아서 외출이 두려울 때도 있어요. 셋째 날까지도 월경량이 많아서 어지럽고 기운이 없어요."

과다 월경을 일으키는 가장 흔한 질환은 자궁근종입니다. 자궁근종은 자궁평활근을 이루는 세포가 비정상적으로 증식하는 양성종양의 하나입니다. 작을 때는 아무 증상을 느끼지 못하다 근종이 커지면서 갑자기 월경량이 많아지고 월경통을 일으키기도 합니다. 특히 30~45세 여성에게서 많이 발생하기 때문에 주의를 하셔야 합니다.

자궁근종이 생기면 자궁내막의 면적이 넓어지고 자궁내막이 지혈이 잘되지 않아 출혈량이 늘어나게 됩니다. 이때 자궁내막이 떨어져 나오는 핏덩어리 같은 게 보일 수도 있습니다. 자궁근종 때문에 혈액이 많이 몰리고, 자궁근육이 단단하게 긴장하게 되면 통증을 더 심하게 느끼게 됩니다.

"이것보다 더 크면 저 수술해야 하나요?"
"보통 5cm정도로는 수술을 하지는 않아요. 너무 걱정하지 마세요."

자궁은 보존하면서 근종만 제거하는 경우에도 재발율이 약 50% 정도 되기 때문에 수술했다고 안심해서는 안 됩니다. 만약 근종의 크기가 10cm 이상이면서 월경량이 지나치게 많아서 빈혈 등의 증상으로 힘들거나 방광, 직장, 골반 등의 주변 장기를 압박해서 여러 가지 문제를 유발하는 경우에는 자궁적출 수술을 해야 할 수도 있습니다. 자궁근종은 여성호르몬의 영향을 많이 받기 때문에 50세 전후로 폐경을 하고 나면 근종 크기가 줄어들기도 합니다. 이 상태에서 크기가 더 커지지 않게 관리하는 것이 중요합니다. 자궁근종 치료를 위해서는 자궁에 쌓여 있는 어혈을 제거한 후 더 이상 어혈이 쌓이지 않도록 관리하면서 근종의 크기를 줄여나가야 합니다.

자궁적출 수술 후유증 - 47세 여성

"자궁적출이 이렇게 후유증이 많은 줄 몰랐어요.
젊을 때부터 월경량이 많고 자궁근종으로 진단을 받았어요.
47세가 되니 월경량이 더 많고 월경통도 심해서 월경 때만 되면 집 밖

168

을 나가지를 못했어요."

"자궁근종이 몇 cm였나요?"

"8cm짜리 1개와 작은 것 2개요.

병원에서는 좀 더 지켜보자고 했는데, 제가 너무 지치고 월경이 지긋지긋해서 자궁적출 수술을 해달라고 했어요."

"자궁만 없으면 편해질 거라고 생각하셨던 거죠?"

"네, 맞아요. 어차피 출산도 했고 폐경도 얼마 안 남았으니 자궁이 쓸모가 없다고 생각했어요.

수술 후 2달이 지났는데 허리가 무지근하고 다리가 저리고 힘이 없어요. 기운은 절반 이하로 떨어진 것 같고 골반의 안쪽이 항상 뻐근해요."

자궁적출 수술. 수술은 물론 잘 되었습니다. 그러면 끝이 난 것일까요? 많은 사람들이 우리 몸이 자궁이 없음으로 인해서 받게 될 불균형에 대해서는 생각지 않는 것 같습니다. 자궁은 폐경 후에는 필요가 없는 장기가 아니라 여성 건강을 위해서는 꼭 필요한 장기입니다. 자궁적출 수술 후 여러 후유증 치료를 위해 필자를 찾아오는 여성들이 많습니다. 월경 때마다 주기적으로 자궁으로 모여들었던 혈액들은 어디로 갈까요? 갈 곳이 마땅치 않으니 골반 안쪽으로 모여들게 됩니다. 그래서 골반이 뻐근해지고 허리 통증이 생깁니다. 골반에 혈액이 잘 돌지 않으니 하체로 혈류가 원활히 돌지 않아 하체 부종과 저림, 시림 등의 증상을 느끼게 됩니다. 또 온몸에 기혈순환이 원활치 않으니 항상 기운이 없고 피곤하게 됩니다.

자궁어혈체질 여성은 자궁적출 수술을 하지 않도록 젊을 때부터 자궁 관리를 잘 해야 하고요. 이미 수술한 여성이라면 골반 안에 쌓인 어혈을 풀어주고 혈류순환을 정상으로 돌려주면 후유증이 점차 해소될 수 있습니다. 자궁적출 수술 후유증은 당연한 것이 아니라 반드시 치료가 필요한 것입니다.

자궁 어혈을 풀어주는 삼음교혈

자궁어혈체질의 여성은 자궁의 나쁜 피 즉, 어혈과 독소를 제거해서 혈류순환을 원활하게 도와주는 혈자리를 지압해줘야 합니다. 그 혈자리가 바로 삼음교 (三陰交)혈입니다. 삼음교혈은 혈액과 관련된 3개의 음경락(陰經絡)인 비장, 간장, 신장의 경락이 교차하는 혈자리인데요. 자궁의 어혈을 풀어주고 새로운 혈액을 생성하도록 도와주는 효능이 있어서 각종 자궁질환과 여성 성기능 회복에도 효과적입니다. 다만, 삼음교혈은 자궁 수축을 유발하기 때문에 분만 시에 순산을 도와주는 혈자리이지만, 임신 중 강하게 자극하는 경우 유산이 될 수도 있으니 주의하는 게 좋습니다.

삼음교혈의 위치

삼음교혈은 발목 안쪽 복숭아뼈 가운데에서 위로 4~5cm 정도 올라간 뼈와 근육의 경계 부분입니다. 자궁의 어혈 상태뿐만 아니라 혈액순환 저하 상태를 나타내는 진단점이자 치료점입니다.

삼음교혈 지압하는 방법

- 엄지손가락으로 돌리듯이 마사지한다.
- 아래에서 위쪽 방향으로 쓸어 올리듯이 마사지한다.
- 1일 30~50회씩 2번 해주는 것이 좋습니다.

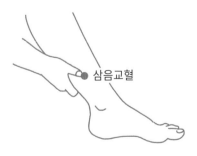

삼음교혈

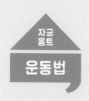

혈액순환을 도와주는 나비자세 운동

자궁어혈체질 여성의 골반강내 어혈은 혈액순환뿐만 아니라 기운의 순환도 막기 때문에 이유 없는 골반통, 요통, 월경통, 월경전증후군, 배란통, 아랫배 통증 등의 증상을 일으킵니다. 이런 증상이 월경 전에 심해졌다가 월경 후 호전되는 양상을 보인다면 자궁 내 어혈이 순환이 잘되어 풀어질 수 있도록 해야 합니다. 골반강내를 이완시켜 혈류가 잘 돌 수 있도록 도와주는 나비자세를 추천합니다.

나비자세 운동 방법

- 발바닥이 서로 맞닿게 해서 앉습니다.
- 두 발 뒤꿈치를 회음부 가까이 끌어당깁니다.
- 두 무릎이 최대한 뜨지 않도록 바닥으로 내립니다.
- 두 손으로 두 발을 감싸 쥡니다.
- 숨을 내쉬면서 천천히 상체를 내립니다.
- 숨을 들이쉬면서 천천히 상체를 올립니다.
- 매일 밤 잠자기 전 하는 것이 좋습니다.
- 매일 15회를 1세트로 하여 3세트
  하는 것이 좋습니다.

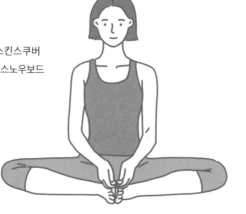

피해야 할 운동

- 찬물에서 하는 수영, 스킨스쿠버
- 찬 곳에서 하는 스키나 스노우보드

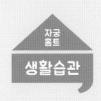

출산과 자궁 수술 후 몸조리를 잘하고 흡연을 피하라

출산 또는 유산 후 몸조리

출산과 유산 후 한 달 이내에는 자궁에 어혈이 생기기 쉬운 시기입니다. 출산 후 자궁 내 태반이나 기타 혈액 찌꺼기인 어혈이 자연스러운 자궁 수축에 의해서 '오로'라는 이름으로 2~3주간 조금씩 나오게 되는데요. 이때 어혈이 제대로 배출되지 않은 상태에서 자궁 문(자궁경부)이 닫히게 되면 자궁 내 어혈로 이유 없는 요통, 골반통, 월경통, 월경불순, 월경전증후군, 부정출혈, 자궁근종이나 자궁내막증 등의 증상을 유발할 수 있습니다. 임신중절수술이나 계류유산, 자연유산 후에도 마찬가지입니다. 그래서 출산 후나 유산 후에는 자궁 속 혈액 찌꺼기가 모두 배출될 수 있도록 한약을 복용하여 자궁을 깨끗하게 청소하고 건강하게 회복될 수 있도록 도와주는 것도 한 방법입니다.

자궁과 난소 수술 후 관리

자궁어혈체질은 자궁과 난소 수술 후유증이 가장 많이 생기는 체질입니다. 자궁근종, 자궁내막증, 자궁선근증, 난소낭종, 난소염 등의 수술을 받았다고 모든 것이 다 해결되는 것은 아닙니다. 자궁 수술 후에도 어혈이 생기고, 그 어혈로 인해 또다시 증상이 재발하거나 다른 자궁질환을 유발할 수 있습니다. 그래서 자궁 수술 후에는 어혈 제거를 위한 치료를 통해 자궁을 정상으로 회복시키는 것이 필요합니다.

흡연은 꼭 피하라

직접 흡연뿐만 아니라 간접 흡연도 해롭습니다. 담배연기에는 니코틴과 일산화탄소 등의 유해물질이 많이 들어 있습니다. 니코틴은 혈관을 수축시켜 혈액의 순환을 방해하고, 일산화탄소는 혈액 내 산소 부족을 일으켜 혈액의 점도를 높이게 됩니다. 결국 흡연도 어혈 생성을 촉진시키므로 자궁어혈체질은 반드시 흡연을 피해야 합니다.

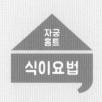

튀긴 음식 안 먹기, 떫은맛 먹고 신맛 피하기

어혈을 만드는 튀김류

자궁의 어혈은 잘못된 음식을 통해서도 만들어질 수 있습니다. 대표적인 음식은 치킨, 돈까스, 야채튀김, 핫도그 등의 튀김류입니다. 기름이 끓게 되면 성분에 변화를 일으키면서 트랜스지방, 활성산소, 과산화물 등의 유해물질이 만들어집니다. 또한 식감을 더 바삭바삭하게 만들기 위해서 '증점제와 인산염'도 첨가되는데 이런 유해물질들은 혈액의 점도를 높이고 혈중 노폐물인 어혈을 더 만들어내게 합니다. 또한 방부제가 많이 들어간 음식도 어혈을 더 만들 수 있기 때문에 반드시 식습관을 주의해야 합니다.

어혈과 노폐물을 배출시키는 떫은맛

떫은맛은 사실 맛이 아니라 촉각입니다. 수용성이기 때문에 입안 점막 내 미각 세포의 단백질과 결합해서 입안 점막이나 혀에 뭔가 달라붙은 듯한 텁텁한 느낌이 드는 것을 말합니다. 이런 떫은맛은 바로 탄닌이나 카테킨 성분 때문인데요. 둘 다 피떡이 굳어진 혈전을 녹여 혈액 속의 콜레스테롤 수치를 낮춰주고 혈관의 탄력성을 높여주기 때문에 자궁어혈체질에 꼭 필요한 맛이라고 할 수 있습니다.

익지 않은 감이나 익지 않은 과일 속에 들어 있는 탄닌과 녹차, 우롱차, 코코아, 포도껍질 속에 들어 있는 카테킨은 떫은맛 때문에 어찌 보면 그리 유쾌한 맛은 아닙니다. 하지만 바로 그 맛이 혈액을 깨끗하게 하는 건강한 맛입니다. 한의학에서는 떫은맛을 삽미(澁味)라고 하는데요. 밖으로 나가려는 성분을 끌어당기는 수렴 작용이 있습니다. 적당량 섭취하면 몸속의 노폐물을 흡착해서 배설을 촉진시키지만 너무 과도하게 먹으면 위장 점막을 자극하여 속이 쓰리거나 소화흡수를 방해하고 변비를 유발할 수 있으므로 주의하는 것이 좋습니다.

어혈이 풀어지는 것을 방해하는 신맛은 피하라

자궁어혈체질은 다른 맛보다 신맛을 피해야 합니다. 신맛은 수렴 작용이 있어서 어혈이 풀어지지 않도록 하기 때문입니다. 평소 최대한 식초나 신맛이 많은 과일은 피하는 것이 좋습니다.

좋은 채소

연근, 연잎, 토란, 수세미, 가지, 겨자, 부추, 취나물, 비름나물, 명일엽, 셀러리, 차가버섯, 영지버섯

좋은 육류, 해산물

오리고기, 가물치, 뱀장어, 게(꽃게, 대게, 킹크랩), 등푸른 생선(연어, 고등어, 꽁치, 삼치, 참치), 조개류(조개, 바지락, 꼬막, 홍합, 대합, 가리비)

좋은 과일

파인애플, 곶감, 호두, 잣, 땅콩, 아몬드

나쁜 음식

- 육류와 튀긴 음식
- 가공육(햄, 소시지, 핫도그, 베이컨, 육포 등)
- 술은 포도주 외엔 금물

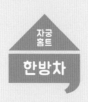

자궁어혈체질에 좋은 파어차(破瘀茶)

단삼

단삼은 심장을 보해주고, 혈액 속의 어혈을 제거하고 새로운 혈액의 생성을 도와 혈액을 맑게 해주는 효능이 있어서 '혈관의 명약'이라 불리는데요. 특히 어혈로 인한 자궁질환과 월경질환에도 탁월한 효능을 보이기 때문에 '부인과의 명약'이라 여겨지고 있습니다. 단삼 뿌리에 들어 있는 탄시논 성분은 관상동맥과 말초혈관을 확장하고 콜레스테롤과 혈압을 낮추는 효과가 있기 때문에 고혈압과 당뇨병 치료에도 도움이 됩니다. 단삼은 생으로 우유에 넣고 믹서기로 갈아서 마시거나, 단삼을 넣고 밥을 지어 먹어도 좋습니다.

익모초

익모초는 한자어로 益母草, 즉 '어머니에게 도움이 되는 약초'라는 뜻입니다. 익모초는 약간 시원한 성질과 맵고 쓴맛을 가지고 있는데요. 매운 성질이 혈관을 확장시키고 쓴맛은 열을 제거하여 소염 작용이 있습니다. 여성들의 어혈로 자궁 순환이 안 되어 나타나는 모든 증상에 어혈을 제거해주고 혈액을 깨끗하게 해주는 효과가 있습니다. 익모초에는 혈전을 억제하는 루틴이 풍부하게 들어 있는데요. 콜레스테롤과 중성지방의 함량을 감소시킵니다. 그리고 이뇨 작용이 있기 때문에 월경 전 혹은 출산 후 부종에 도움이 됩니다.

주요 효능

- 어혈로 인한 **월경통, 월경불순, 조기 폐경, 갱년기 증상**
- 출산 후 오로가 깨끗이 빠지지 않아서 생기는 **출산 후 복통과 요통**
- 어혈로 인한 **난임과 습관성 유산**
- 피떡인 어혈로 인한 **관상동맥질환, 고혈압, 고지혈증, 당뇨병**

단삼과 익모초를 이용한 '파어차' 만드는 방법

- 물 2L에 단삼 20g과 익모초 7g을 넣고 펄펄 끓이다가 약한 불로 1시간 정도
  은근히 끓입니다.
- 따뜻하게 하여 하루 3번(약 100cc) 드시는 것이 좋습니다.

주의 사항

- 어혈이 없는 사람은 빈혈을 유발할 수 있으므로 주의해야 합니다.
- 자궁냉체질은 몸을 더 차갑게 할 수 있으므로 주의해야 합니다.
- 임신부는 유산의 위험이 있으므로 꼭 피해야 합니다.

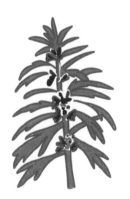

단삼은 혈액 속의 어혈을 제거하고
혈액을 맑게 해주는 효능이 있다.

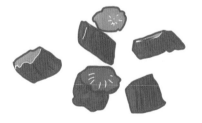

익모초의 매운 성질은
혈관을 확장시키고
쓴맛은 소염 작용이 있다.

5
자궁한습체질

차갑고 습해서 무거운
하지부종

하지부종을 한의학에서는 '습각기(濕脚氣)'라고 하는데, '다리에 습(노폐물)이 들어가서 부으면서 통증이 있다'는 말입니다. 습기는 따뜻하면 위로 올라가는 성질이 있지만, 차가우면 아래로 내려가게 됩니다. 즉, 자궁한습체질은 차갑고 습한 체질이기 때문에 노폐물이 하체에 쌓여 림프순환과 혈액순환을 방해하여 허리-골반-하체-종아리-발목-발바닥까지 부종, 저림, 냉감, 통증을 일으키기 쉽습니다.

평소 오후에 신발이 잘 안 들어가거나, 양말자국이 심하게 생기거나 밤에 다리 통증이 있는 분들은 하지부종을 의심해보는 것이 좋습니다. 심장질환이나 신장질환이 있는 경우에도 하지부종을 일으킬 수 있으므로 혈액검사나 소변검사를 해보는 것이 좋습니다.

서서 일하는 직업 - 30세 여교사

"퇴근할 무렵이 되면 코끼리 다리처럼 퉁퉁 부어서 터질듯이 아파요."
"어떤 일 하세요? 오래 서 있는 편인가요?"
"네, 중학교 교사라서 하루 종일 서 있어요."
"자궁한습체질은 오래 서 있으면 하지부종이 심해질 수밖에 없습니다."

하지부종은 특히 오래 서서 일을 하는 여성들에게서 많이 나타나는데, 이 환자처럼 교사, 백화점 직원, 요리사, 승무원, 간호사, 판매원들에게 많이 나타나는 편입니다. 혹은 컴퓨터 작업을 오래하는 사무직인 여성이 하체 움직임이 거의 없는 경우에도 생깁니다.

그때 눈에 띈 것이 짧은 미니스커트.

"평소 이렇게 짧은 옷을 많이 입으시나요?"
"네. 다리가 부으니까 긴바지는 불편해서 아래는 짧게 입는 편이에요."

다리가 잘 붓는 자궁한습체질 여성은 하체를 따뜻하게 해주는 것이 좋습니다. 여름철 반바지나 미니스커트는 요즘처럼 냉방이 좋은 환경에서 냉기에 노출되기 쉬워서 혈류순환을 더 방해할 수 있습니다. 또한 레깅스나 꽉 쪼이는 바지는 피하고, 넓고 헐렁한 바지를 입는 것이 혈액순환을 위해서는 더 좋습니다.

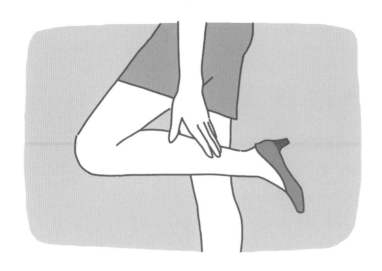

"요즘에 식사는 어떻게 하세요?"

"아침은 과일, 우유 먹고요. 점심은 학교에서 밥으로 먹고, 저녁 때 퇴근해서는 엄마가 차려주는 저녁을 먹거나 친구들과 외식을 해요."

"그럼 저녁식사를 가장 많이 하는 거네요? 반대로 하셔야 해요."

하지부종이 자주 생기는 분은 아침식사는 많이, 점심식사는 보통, 저녁식사를 가장 적게 하는 것이 좋습니다. 저녁을 과하게 먹으면 자는 동안 기혈순환이 막히기 때문에 붓기가 더 빠지지 않고 자다가 쥐가 나거나 통증이 더 심해질 수 있습니다. 또한, 짠 음식보다는 담백하고 싱겁게 먹는 것이 더욱 좋습니다.

"운동은 하시나요?"

"요즘 학교일이 바빠서 운동할 시간이 없어요."

자궁한습체질 여성은 하체의 근육량이 적고 지방이 더 많아서 하체 순환이 좋지 않은데, 게다가 운동마저 안 하게 되면 하체 근육 사이의 혈관 속 혈액을 위로 끌어올릴 수 없기 때문에 하지부종이 더 심해질 수밖에 없습니다.

"운동 안 하시면 하지부종을 위해서 어떤 걸 하시나요?"
"자기 전에 족탕을 하거나 발을 베개 높이로 올려놓고 자요."
"그건 아주 좋은 습관이에요. 그리고 또 다른 거는요?"
"잘 때 종아리에 핫팩을 대고 자요."
"네. 핫팩으로 따뜻하게 하는 것은 혈류순환에 도움이 돼요.
종아리보다 더 좋은 곳이 있어요. 바로 발바닥이에요."

다리에 습기(습한 기운)와 냉기(차가운 기운)가 들어오는 곳은 바로 발바닥의 '용천혈(湧泉穴)'입니다. 발바닥을 구부렸을 때 오목하게 들어간 부분의 사람 '인(人)'자 모양으로 새겨지는 부분이죠. 이 부분을 눌러서 자극하거나 핫팩으로 발바닥의 앞쪽을 따뜻하게 해주면 습기와 냉기가 빨리 빠지면서 혈류순환이 훨씬 좋아집니다.

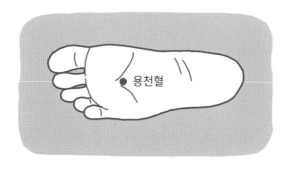

하체 비만인 경우 - 26세 판매원

"선생님, 저는 하체살만 빼고 싶어요.
상체는 마른 편인데 하체가 너무 뚱뚱해서 청바지 입으면 옷태가 너무 안 나요."
"무슨 일 하세요?"
"여성복 판매를 하는데 하루 종일 서서 있어요. 다리도 항상 무겁고 차가운 거 같아요."
"혹시 매장이 지하에 있나요?"
"네. 맞아요."

사실 자궁한습체질의 여성은 햇빛이 잘 안 드는 곳에서 거주하거나 근무하는 것은 좋지 않습니다. 아무리 난방과 제습을 잘한다고 해도 자궁한습체질의 여성은 차고 습한 것에 바로 자극이 되어 하체 순환을 방해받게 됩니다. 자궁한습체질이 하체 비만을 해결하고 싶다면, 일반 다이어트보다는 자궁과 하체를 따뜻하게 하면서 습을 제거해주는 자궁체질 개선 다이어트를 하는 것이 더욱 효과적입니다.

"변비는 없으신가요?"
"변비가 심해서 항상 변비약을 먹어요."

하체 비만인 사람이 변비가 있는 경우 장의 독소가 하체로 내려가게 됩니다. 이런 분은 대변이 풀리지 않으면 하체가 더 무거워지고 순환이 더 안 됩니다. 변비약에 의존하다 보면 대변은 볼 수 있겠지만 장기능이 점차 떨어질 수 있어요. 평소 인스턴트 음식보다는 섬유질이 많은 음식을 섭취해서 장의 운동을 활발하게 할 수 있도록 신경 써주는 것이 좋습니다.

"지금 자세를 보면 옆으로 비스듬히 앉아 계세요.
평소에도 한쪽 다리로 서 있거나 다리를 꼬고 앉는 습관이 있으신 가요?"
"어머, 제가 그랬어요? 서서 일할 때도 조금 그러긴 한데… 여기서도 그랬군요. 습관이 되었나 봐요."

한쪽 다리로 짝다리 짚고 서는 자세나 다리를 꼬고 앉는 습관은 골반의 좌우 균형과 앞뒤 균형을 흐트러뜨립니다. 척추와 골반이 틀어지고 골반의 순환이 저해되면 당연히 그 아래로 내려오는 엉덩이-허벅지-종아리까지 혈액순환이 되지 않아 하체에만 지방이 더 쌓일 수밖에 없습니다.

자궁한습체질은 그렇지 않아도 다리가 차가운데 혈액순환이 되지 않으면 허벅지에 단단한 셀룰라이트가 더 많이 생기게 됩니다. 그래서 하체 비만인 경우 다리의 증상만 치료하는 것이 아니라 척추-골반 균형을 잡고 엉덩이 근육의 긴장을 풀어줘야만 근본적으로 해결할 수 있습니다.

숨기다 병 키우는
음부 가려움

음부 가려움(음부소양증)은 여성들이 창피해서 말하기 어려워 병을 키우는 질환 중에 하나입니다. 질염을 오래 앓은 여성에게서 많이 나타나지만, 질내 염증 없이 외음부 피부에 알레르기성 자극, 스트레스, 면역저하 등 다양한 원인에 의해서도 발생하는 피부 질환입니다.

보통 필자를 찾아오는 환자들은 카네스텐 질정, 항히스타민제, 각종 연고를 쓰다가 안 돼서 마지막이라고 찾아오는 분들이 대부분입니다. 물론 증상은 심해질 대로 심해진 상태에서 진물이나 핏물이 줄줄 흐르거나 각질이 두껍게 쌓여 건드리기만 해도 아플 듯한 상태로 내원합니다. 사실 이 정도면 사회생활은 물론이고 일상생활도 하기 힘든 지경입니다. 아침, 점심, 저녁 시도 때도 없이 가렵고, 심한 경우 자다가도 가려움으로 인한 수면 부족, 대인 기피, 우울증 그리고 음부의 변형으로 인한 수치심 등 이루 말할 수가 없는 고통을 겪습니다. 이런 음부 가려움은 음부가 습한 자궁한습체질에서 가장 많이 나타납니다. 자궁체질 개선뿐만 아니라 잘못된 생활습관을 바꾸는 방법에 대해서 알려드리고자 합니다.

체질적인 데다 과도한 청결 - 46세 대학 교수

최근 내원한 46세의 대학 교수인 여성은 외모도 깔끔하게 잘 정돈된 느낌을 줄 뿐더러 성격도 꼼꼼하고 완벽하고자 하는 스타일이었습니다.

"대학에서 학생들을 가르치는데 갑자기 음부 가려움이 시작될 때면
수업을 하기 힘들 정도예요.
학생들이 알까 봐 너무 겁이 나요. 치료가 될까요?"

자궁 8체질 검사 결과, 자궁한습체질이었습니다. 이런 체질은 엉덩
이와 허벅지에 살이 많고 땀도 많아서 여름철에 더 심해질 수 있습니
다. 차가운 물을 종이 위에 뿌려 놓았다고 생각해볼까요? 시간이 지나
면서 팅팅 두껍게 불어버리잖아요. 그와 마찬가지로 이런 분들은 음부
피부가 하얗게 변하면서 가려움이 심하게 나타납니다.

"자주 씻으세요?"
"네, 그럼요. 전 청결만큼은 자신 있어요.
소변 후에도 항상 비데를 사용하고 집에서 대변을 본 후에는 물로 한
번 더 씻습니다.
외출 시에는 물티슈로 꼭 마지막 정리를 해야만 마음이 편하고요."
"모두 다 잘못된 습관이에요."
"네?"

당연히 환자는 소스라치게 놀라지요. 40년 넘게 해오던 습관이 모두
잘못되었다고 하니 놀랄 수밖에 없습니다. 요즘 시대에는 외음부 가려
움의 원인이 불결해서라기보다 너무 과도한 청결 때문인 경우가 대부
분입니다. 이분은 음부뿐만 아니라 회음부부터 항문 주변 피부까지 하
얗게 변해 있었습니다. 증상이 상당히 오래된 것이고, 잘못된 생활습관

으로 더 심각해진 상태였습니다. 의외로 이런 분들이 상당히 많습니다. 청결에 조금만 덜 신경 썼어도 이 정도까지는 되지 않았을 텐데.

"무엇으로 씻으시나요?"

"당연히 비누로 빡빡 씻어야 마음도 후련하고 뭔가 뽀드득 하는 것이 좋아요."

"아이고, 그것도 잘못하셨어요."

간혹 여성들 중에 청결하게 하기 위해서 비누나 각종 청결제를 사용하는 분들이 있는데요. 너무 자주 세척하게 되면 외음부 점막을 보호하는 점액 성분을 씻어내어 오히려 세균감염이 더 쉬워지고 질염이 더 잘 생기는 환경을 만들 수 있습니다.

또한 여성은 비데를 사용하지 않는 게 좋습니다. 비데 노즐에는 세균이 번식하기 쉬운데, 여성들은 신체 구조가 남자와 달라서 쉽게 질염에 걸릴 수 있습니다. 대변 후에만 사용한다 하여도 질과 항문 사이가 가깝기 때문에 항문 쪽을 세정하다가 물이 튀어 대장균이 질 쪽으로 옮겨 갈 우려가 있습니다.

어떤 분들은 대변이나 소변 후에 꼭 물티슈로 닦는데요. 물티슈 속의 화학보존제는 질 점막과 예민한 음부 피부에 알레르기성 자극을 주고, 습기는 피부를 더 습하게 만들기 때문에 가려움증을 더 악화시킬 수 있습니다. 여성들의 음부 관리는 샤워기를 이용하여 미지근한 물로 하루 1번만 가볍게 씻는 것이 가장 좋습니다.

"아… 정말 몰랐어요. 이제 어떻게 씻어야 하는지는 알겠어요.
너무 자주 씻지 말고, 비데, 비누, 물티슈 사용하지 말라는 거지요?"
"네, 맞습니다."
"그리고 습하게 하면 안 되니까, 샤워 후엔 헤어드라이기로 잘 말리면
되지요?"
"아, 그것도 안 됩니다."

헤어드라이기 안에 있는 먼지와 세균도 문제지만, 뜨거운 열기로 외
음부 피부와 점막이 손상될 뿐만 아니라 건조해지면서 보호막을 약화
시키기 때문에 음부 피부를 더 예민해지게 만들고 가려움증을 악화시
킬 수 있습니다. 또한 차가운 바람은 음부에 냉기가 들어갈 수 있기 때
문에 결국 헤어드라이기로 말리면 안 된다는 말입니다.

"그럼 도대체 어떻게 하라는 말인가요?"
"여성의 외음부를 관리하는 것이 쉽지 않지요?"

 Tip 샤워 후 여성의 외음부 관리 방법

질염이 없는 여성은 수건으로 톡톡 닦으면 됩니다.

질염이 있는 여성은
1) 수건으로 간단 마무리 후에 부채로 자연건조시켜주세요.
2) 폭넓은 스커트 입고 약 1시간 활동 후 면으로 된 속옷을 입으면 됩니다.

가장 음부 피부와 점막을 손상시키지 않으면서 자연스럽게 습도를 유지할 수 있는 방법은 바로 자연건조입니다.

이분은 그 뒤로 과도한 청결 습관과 잘못된 습관을 바꾸기 위해 노력한 결과 나날이 증상이 호전되었습니다. 이제 가려움이 1주에 1회 정도만 살짝 느껴지고 외음부 피부 상태가 정상으로 회복되면서 마무리 치료만 남겨두고 있었습니다.

그러던 어느 날,

"저 이제는 일상생활에서 거의 증상이 없는데요.
월경 후에 다시 심해지는 느낌이에요. 어쩌죠?"
"아, 일종의 생리대발진이라고 할 수 있습니다."

생리대는 월경혈이 새지 않도록 아래쪽이 특수처리 되어 있어서 통풍을 막습니다. 그래서 월경 후에 음부가 가렵다고 하시는 분들이 많아요. 생리대는 2시간마다 교체를 자주 해주고, 거들이나 꽉 끼는 속옷으로 생리대가 음부에 너무 밀착되지 않도록 착용하는 것이 좋습니다. 물론 월경 후 가려움으로 너무 고생 중이라면 통풍이 잘되는 면 생리대를 쓰는 것이 더욱 좋습니다. 이 환자는 그동안 치료를 잘 따라주고 꾸준히 치료받아서 완치 후 밝은 얼굴과 자신감 있는 모습을 되찾을 수 있었습니다.

이 환자처럼 음부 피부가 하얗게 변하는 경우도 있지만, 간혹 색이 빨개지거나 까매지면서 얇아지는 경우도 있습니다. 바로 연고를 오래 사용한 경우입니다.

장기간 스테로이드 연고 사용 - 46세 여성

"저는 외음부 가려움증이 2년 정도 되었어요.
곰팡이라고 그러더라고요. 연고를 처방 받아서 하루 2번씩 꼬박꼬박 발랐는데 증상이 더 심해지는 느낌을 받았습니다.
낮에도 수시로 긁게 되고 밤에는 자다가 저도 모르게 긁어서 잠을 제대로 잘 수가 없습니다."
"연고는 지금까지 몇 개나 사용하셨나요?"
"4~5개 정도 쓴 거 같아요."

음부에 연고를 많이 바른 분들은 특징이 있는데요. 음부 안쪽 피부가 얇아져서 더 예민해져 있고 피부가 벗겨져 빨갛게 변하거나 까맣게 죽어 있습니다.

"일단 연고를 끊으세요."
"헉, 그럼 가려울 땐 어떡하나요? 전 가려우면 미칠 거 같아요.
피가 날 정도로 긁어야 가라앉아요. 우울증에 걸릴 지경이에요."
"가려움증을 낫게 하는 한약을 처방할 테니 일단 연고를 끊으세요.
딱 1~2주간만 힘들 거예요. 그건 참고 넘기셔야 해요.
지금까지 연고 써보셨잖아요. 그걸로는 해결 안 돼요.

제가 연고 안 쓰고, 음부 피부가 재생될 수 있도록 해드릴 테니까, 저 믿고 오늘부터 끊으세요."

이런 경우 일단 연고를 끊어야 합니다. 대부분 스테로이드 연고인데, 강력한 소염 효과가 있어서 초반에는 가려움증이 치료되는 듯한 느낌을 받습니다. 하지만 소량이라도 장기간 사용하게 되면 피부가 얇아지고 혈관이 확장되면서 면역을 더 억제할 수 있습니다. 특히 생식기의 경우에는 다른 피부보다도 흡수율이 높기 때문에 조심해야 하는데요. 이분처럼 장기간 사용하면 피부가 빨갛게 혹은 까맣게 변하면서 미세한 자극에도 예민해지고 가려움이 더 심해지는 느낌을 받게 됩니다. 그걸 잘 모르는 분들이 연고에만 의존하게 되는데요. 이 정도로 많이 써도 가려움이 해결되지 않았다면 피부손상만 더 깊어질 뿐 절대로 치료될 수가 없습니다. 일단 한 달 정도 치료받고 나면 연고를 사용하지 않아도 참을 수 있을 정도로 가려움 강도가 약해지니 안색이 편안해지고 불안감과 우울감이 사라지게 됩니다.

"요즘 낮에는 정말 많이 좋아졌어요. 그런데 아직 밤에는 가려워서 긁는 거 같아요."

"잘 때 많이 가려울 땐 어떻게 하세요?"

"자다가도 2~3번 정도 가려워서 깨고 음부를 뜨거운 물로 한 번 씻어야 잠을 자요. 자려고 누우면 가려움증이 시작되어서 잠들기 힘들고, 자다가도 깨서 긁어야 하니 잠을 깊게 잘 수 없어요.

다음 날 되면 너무 피곤해요. 제발 밤에 푹 자는 게 소원입니다."

"자다가 가려울 때면 아래를 최대한 시원하게 하세요."

속옷을 입지 않고 자는 방법도 좋고, 통풍이 잘되는 통이 넓고 얇은 바지를 입는 것도 좋습니다. 그리고 가렵다고 피부에 상처내지 마세요. 한번 상처가 나면 상처 난 부위가 아물면서 그 자리가 또 가렵게 돼요. 그러면 계속 무한 반복될 수 있습니다. 하지만 가려울 때 참는 것이 말처럼 쉽지 않지요. 손톱을 세워서 긁거나 문지르면 마찰열 때문에 더 가려울 수 있으니 정말 못 참겠을 때는 손으로 꾹 눌러주는 것이 낫습니다.

어느 정도 설명이 된 거 같아 치료실로 들어갔습니다. 치료를 하려고 보니 빨간색 망사팬티가 보이네요. 저의 잔소리가 또 시작됐습니다.

"혹시, 망사팬티 즐겨 입으세요?"
"네. 예쁘잖아요. 입을 때마다 항상 기분이 좋아져서 즐겨 입는 편이에요."
"이것도 입으면 안 되는데…."
"네? 왜요? 망사는 뚫려 있으니까 통풍이 더 잘 되는 거 아니에요?"

물론 망사팬티가 디자인이 더 예쁘고 섹시한 것은 부정할 수 없습니다. 그리고 구멍이 뚫려 있어 통풍이 잘될 것처럼 보입니다. 하지만 망사팬티나 거들, 스타킹과 같은 제품에는 탄성을 유지하기 위한 폴리에스테르나 스판덱스 등의 합성섬유가 쓰입니다. 땀 흡수와 통풍이 잘

되지 않아 음부의 온도를 올려서 더 덥고 습하게 만듭니다. 당연히 피부가 자극을 받아 음부 가려움이 심해집니다. 반면에 면으로 된 속옷은 천연섬유이기 때문에 피부에 자극적이지 않고, 땀을 잘 흡수하고 통풍이 잘되니 바꾸는 게 좋습니다.

음부 가려움은 창피하다고 숨길 병이 아닙니다. 생활습관만 잘 관리해도 반 이상은 치료할 수 있습니다.

노화만이 원인이 아닌
처지는 얼굴살

30대 중반부터 나이가 들어감에 따라 얼굴이 처지면서 얼굴 형태가 변하게 됩니다. 얼굴 근육과 지방의 기둥 역할을 하는 유지인대가 약화되고 탄력을 유지하는 콜라겐과 엘라스틴이 감소하면서 전체적으로 얼굴 피부가 처지는 것입니다. 관골 부위(광대뼈)는 툭 튀어나오고 볼살과 턱살은 처지게 되어 탱탱하던 얼굴은 사라지고 사각으로 각지고 처지는 얼굴만 남게 되는 것이지요.

얼굴의 노화 중에 특히 볼살 처짐, 입꼬리살 처짐, 턱살 처짐 등의 피부 처짐이 가장 빨리 나타나는 체질은 바로 자궁한습체질입니다. 자궁이 차고 습하기 때문에 노폐물이 무거워서 아래로 처지게 되는데 얼굴 근육과 지방도 마찬가지로 턱 아래로 처지게 됩니다. 하지만 자궁의 노폐물을 제거해주는 치료를 통해 얼굴 처짐을 개선할 수 있습니다.

체질상 처지는 볼살과 턱살 - 33세 미혼 여성

"얼굴을 작게 할 수 있을까요?"

"어느 부위를 작게 하고 싶으세요?"

"늘어진 볼살과 턱살만 없어도 좋을 거 같아요."

"네. 자궁체질검사 결과 자궁한습체질이라서 얼굴의 지방이 모두 볼과 턱 쪽으로 쌓여서 얼굴이 커 보이는 체질이에요."

"맞아요. 어떻게 해야 될까요?"

"자궁한습체질 개선 한약을 복용하면서 동안침 시술 5회 정도 받으시면, 한 달 안에 얼굴형이 브이라인으로 잡히면서 얼굴도 작아 보이실 거예요."

"정말요?"

요즘 젊은 여성들이 갖고 싶은 얼굴라인은 바로 '브이라인'입니다. 각종 SNS가 활발해지면서 브이라인이 셀카를 잘 받다 보니 다들 갸름하고 여성스러운 브이라인을 원하는 경우가 많습니다. 볼살과 턱살 처짐만 없어도 턱선이 드러나고 목이 길어 보이기 때문에 얼굴이 작아지는 효과를 볼 수 있습니다. 자궁한습체질 개선을 도와주는 치료를 받으면 고민을 해결할 수 있을 것입니다.

출산 후 두툼해진 턱선 - 38세 기혼 여성

"출산하고 얼굴선이 없어진 거 같아요.

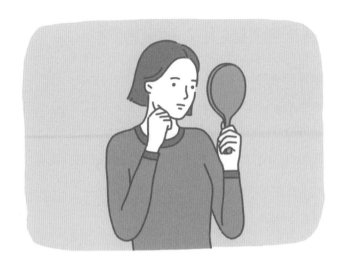

두 달 후에 직장에 복귀해야 하는데 괜히 출산 후에 변한 모습이 신경
이 쓰이네요."

"어디가 가장 고민이세요?"

"옆에서 볼 때 얼굴에서 목으로 이어지는 부분의 살이 둥그스름하니
무거워요. 턱선이 날카롭게 떨어지면 좋겠어요."

"네. 지금 턱뼈를 만져보니 턱부터 귀밑까지 아래 턱선은 예쁘게 생
겼어요. 그런데 그 위를 덮고 있는 지방이 처지면서 턱과 목의 경계가
없어진 거예요.

일단 얼굴 아래 처진 노폐물만 제거해줘도 턱선은 예쁘게 떨어질 거
예요."

여성은 출산하고 얼굴형이 많이 변합니다. 임신과 출산을 하는 과정
에서 몸 안의 단백질은 줄어들고 지방은 늘어나는데, 그로 인해 얼굴근

육은 탄력을 잃고 지방이 많은 볼과 턱 부위는 뭉치고 처지는 것이지요. 출산을 한 기쁨도 잠시, 갑자기 나이가 5살은 더 들어 보이는 아줌마가 된 게 영 반갑지 않습니다. 특히 미혼 여성들과 함께 직장생활을 해야 하는 기혼 여성들은 아무래도 신경이 쓰일 수밖에 없습니다.

"얼굴이 자주 붓는데, 그것하고도 관계가 있나요?"
"네, 아주 중요한 질문을 해주셨는데요.
얼굴이 자주 부으면 결국은 처지게 됩니다.
반드시 얼굴이 붓지 않도록 관리하는 것이 좋습니다."

아침에 얼굴이 자주 붓는 사람은 결국 얼굴이 처지게 됩니다. 얼굴 붓기가 빠질 때는 이마→눈두덩이→볼→뺨→턱→목의 순서로 빠지게 되는데요. 대부분 100% 다 빠지지 않고 볼 아래와 턱 부분에 노폐물이 남아 있게 됩니다. 이런 노폐물이 이 부분에 계속 쌓이면 결국 처지게 되는 것이지요. 잠자기 전에 짠 음식이나 술은 피하고 12시 이전에 일찍 수면에 들어서 얼굴이 붓지 않도록 해야 합니다.

"집에서 마사지로 지압할 만한 곳 있을까요?"
"그럼요. 볼살 처짐을 예방하려면 목에 있는 흉쇄유돌근과 광경근을 잘 관리해줘야 해요."

흉쇄유돌근이 긴장하면 귀밑 아래로 지방이 쌓여서 턱선이 두툼해집니다. 그리고 광경근은 얼굴 피부를 아래로 당겨 처지게 만드는 근육입

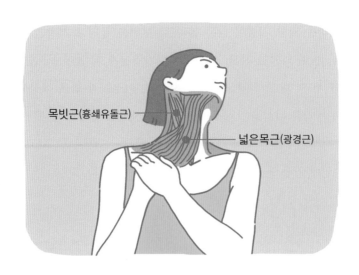

목빗근(흉쇄유돌근)

넓은목근(광경근)

니다. 이 두 근육은 쇄골 위쪽으로 붙어 있기 때문에, 쇄골 위를 지그시 누르듯이 좌우로 풀어주는 것이 좋습니다. 하루에 3분 투자로 젊고 탄력 있는 얼굴로 바뀔 수 있습니다.

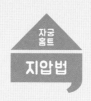

자궁의 수액대사를 도와주는 수도혈

자궁한습체질 여성의 자궁과 하체에 정상적으로 순환되지 않는 수액대사를 원활하게 하여 노폐물이 소변으로 잘 배설될 수 있도록 도와주는 수도혈(水道 穴)을 소개합니다. 수도혈을 눌렀을 때 단단하게 뭉쳐 있으면서 통증이 느껴진 다면 한습이 뭉쳐 있다는 뜻인데, 자주 지압을 해주면 순환을 막고 있는 한습 을 제거하여 자궁순환을 돕고, 특히 하체의 부종과 통증 완화에 도움을 줄 수 있습니다.

수도혈의 위치

수도혈은 배꼽 아래로 3촌 지점(손가락 4개 너비)에서 양옆으로 2촌 지점 (손가락 3개를 겹친 너비)에 있는 좌우 두 혈입니다.

수도혈 지압하는 방법

- 손의 2, 3, 4번째 손가락을 모아서 지그시 깊게 누릅니다.
- 누른 상태에서 시계 방향으로 돌리거나, 위에서 아래 방향으로 내리듯이 자극해줍니다.
- 숨을 내쉬면서 3~5초 깊게 누른 후 숨을 들이쉬면서 손을 천천히 뗍니다.
- 하루 30~50회 해주는 것이 좋습니다.

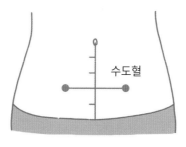

수도혈

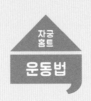

자궁
홈트
운동법

하체 순환을 도와주는 다리 들어올리기(롤오버) 운동

자궁한습체질의 가장 큰 문제는 허리-골반-하체-종아리-발목-발바닥까지 수액대사, 림프대사, 혈액대사가 잘 안 되는 것입니다. 그래서 허리 아래쪽으로 잘 붓고 무겁고, 심하면 저리고 통증을 느끼는 일이 잦아지고, 나중엔 잠자는 동안 쥐가 나는 다리 근육의 뒤틀림 증상도 생길 수 있습니다. 이런 경우 하체 근육의 스트레칭을 통해 다리로 내려왔던 혈류가 다시 위쪽으로 올라갈 수 있도록 도와줘야 합니다. 하체 순환 운동인 롤오버를 추천합니다.

다리 들어올리기(롤오버) 운동 방법
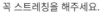
- 허리를 바닥에 대고 손바닥은 바닥으로 향하도록 합니다.
- 숨을 들이쉬면서 두 다리를 천천히 머리 위로 넘깁니다.
- 발목은 꺾어서 직각이 되도록 하고, 다리는 바닥과 수평이 되는 것이 좋습니다.
- 충분히 엉덩이 근육과 종아리 근육이 당길 정도로 스트레칭을 해줍니다.
- 다시 숨을 내쉬면서 다리를 천천히 내려줍니다.
- 10회 1세트/ 하루 3세트 하면 좋습니다.
- 매일 밤 잠자기 전 하는 것이 좋습니다.

피해야 할 운동
- 찬물 속에서 하는 수영
- 달리기를 장시간 한 후에는
  꼭 스트레칭을 해주세요.

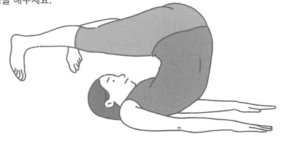

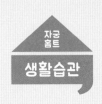

자세를 수시로 바꾸고 하체를 따뜻하게 하라

반신욕과 족탕
자궁한습체질은 아랫배부터 골반~하체를 따뜻하게 해주면 혈관이 확장되면서 혈류의 순환을 도와 붓기와 통증에 도움이 됩니다. 매일 잠자기 전에 약 20~30분 따뜻한 물로 반신욕이나 족탕을 하여 하체 순환을 풀어주면 다음 날 다리가 가볍고 상쾌한 것을 느낄 수 있습니다. 또 한 가지는 자기 전에 발을 10~15cm 정도 높게 해놓은 상태에서 30분~1시간가량 누워 있는 것도 도움이 됩니다.

스트레칭
자궁한습체질은 오래 앉거나 서 있으면 혈류가 아래로 내려가서 증상이 더 심해집니다. 오래 앉아 있어야만 하는 학생이나 시험 준비생, 사무직 여성들, 그리고 서서 일을 해야 하는 직업인 경우 하체 순환을 위해서 30분마다 자세를 바꿔주거나 스트레칭을 자주 해주는 것이 좋습니다.

하이힐은 피하고 쿠션이 좋은 신발을 신어라
직장 여성인 경우 하이힐을 신는 경우가 많은데요. 5cm 이상의 높은 하이힐을 신으면 발목인대에 무리한 힘이 가해지고 종아리 근육이 과도하게 수축됩니다. 당연히 정맥압이 높아지고 정맥의 혈액이 심장으로 잘 순환되지 않아 골반 아래로 혈류와 림프의 흐름이 나빠져 순환장애를 일으키게 됩니다. 그뿐만 아니라 무릎관절과 발목관절에 무리가 되어 관절통도 유발하게 됩니다. 그래서 쿠션이 좋은 신발을 신어 하체와 다리에 무리가 가지 않도록 하는 게 좋습니다.

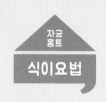

자궁
홈트
식이요법

매운맛과 담백한 맛 먹고, 짠맛과 쓴맛은 피하기

혈류순환을 도와주는 매운맛

자궁한습체질은 하체가 냉하고 순환이 안 되기 때문에 하체를 따뜻하게 하면서 습기를 제거하는 것이 중요합니다. 당연히 찬 음식은 피하고 따뜻한 음식을 먹는 게 좋습니다. 또한 매운맛은 혈관을 확장하고 혈류순환을 촉진시키기 때문에 정체된 노폐물을 풀어주는 데 도움이 됩니다.

부종을 유발하는 짠맛은 피하라

한국음식은 된장, 간장, 고추장 등의 장류을 기본 조미료로 사용하기 때문에 맵고 짠 음식이 많습니다. 서양의 밀가루 음식 중에도 인기 있는 음식은 대부분 짠 편이죠. 짠 음식은 나트륨이 많이 들어 있는데 결국 세포의 삼투압 현상으로 수분을 더 끌어들여 물이 세포 사이에 계속 고여 나가지 못하게 하므로 부종을 일으킬 수 있습니다.

노폐물을 배출시키는 담백한 맛

반면 심심하고 담백한 맛은 몸의 노폐물인 습을 소변으로 배출시키는 효과가 있습니다. 자궁한습체질의 하체 부종과 얼굴 부종에 도움이 됩니다. 평소 심심한 맛에 적응되어 있지 않더라도 차츰차츰 시도해 습관을 들이는 게 좋습니다.

차가운 성질로 순환을 방해하는 쓴맛을 피하라

쓴맛은 보통 차가운 성질을 가지고 있기 때문에 냉기가 있는 자궁한습체질에게는 하체 순환을 더 방해할 수 있으므로 피하는 것이 좋습니다.

좋은 채소

생강, 말린 생강, 마늘, 겨자, 달래, 부추, 표고버섯, 송이버섯, 우엉, 고추, 콩나물, 피망, 파프리카

좋은 곡식

율무, 팥

좋은 과일

사과, 무화과, 밤, 모과

좋은 육류, 해산물

닭고기, 잉어, 조기, 메기, 복어, 미꾸라지, 홍합, 양고기, 염소고기

나쁜 음식

차가운 성질의 돼지고기
회 종류, 냉면
맥주(대신 양주, 소주를 드세요)

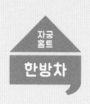

자궁한습체질에 좋은 소종차(消腫茶)

모과

모과는 성질이 따뜻하고 시원한 향을 가지고 있는데요. 위장 안에 정체되어 있는 노폐물인 습기를 제거하여 비위를 튼튼하게 해주고 소화력을 높이는 효능이 있습니다. 비위에 습기가 차면 하체근육에도 습기가 차는데 모과는 이 습기를 제거하는 데 도움이 됩니다. 근육 속에 쌓인 노폐물인 습기를 제거해줘서 근육의 긴장을 풀고 근육통을 해소해주기 때문에 자궁한습체질에 좋습니다.

오가피

오가피는 '제 2의 인삼'이라 불리기도 하는데요. 스포츠 강국이었던 러시아나 동유럽권 선수들이 운동능력 향상을 위해 오가피를 장기간 복용했다는 게 알려지면서 오가피의 효능이 더 주목을 받기 시작했습니다. 한의학에서 오가피는 간기능을 강화하고 하체의 노폐물인 습기를 제거하여 근육의 피로를 빨리 풀어주고 진통 작용이 있습니다. 그래서 하체의 순환을 촉진하여 근육과 뼈를 튼튼하게 해주기 때문에 '하체의 묘약'이라 불리기도 합니다. 모과는 모과청이나 모과주로 담구어 먹는 것도 좋습니다.

주요 효능

하체 순환 저하로 인한 **하지부종과 저림, 하체 무력증, 쥐가 잘 나는 경우**
근육 긴장으로 인한 **뒷목, 어깨, 허리, 종아리의 각종 근육통**
소화력이 약해 생기는 **식욕부진, 소화불량**
기관지 허약으로 인한 **기침, 가래**
간기능 저하로 인한 **음주 후 숙취**

모과와 오가피를 이용한 '소종차' 만드는 방법

- 물 2L에 모과 20g과 오가피 20g을 넣고 펄펄 끓이다가 약한 불로 1시간 정도
  은근히 끓입니다.
- 따뜻하게 하여 하루 3번(약 100cc) 마시면 좋습니다.

주의 사항

- 안면홍조가 있는 자궁울체체질은 복용을 피해주세요.
- 열이 심하거나 더위를 많이 타는 체질은 복용을 주의하세요.

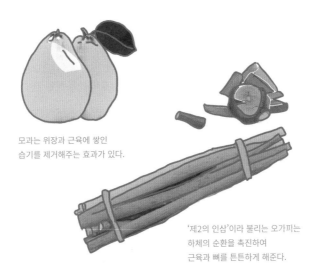

모과는 위장과 근육에 쌓인
습기를 제거해주는 효과가 있다.

'제2의 인삼'이라 불리는 오가피는
하체의 순환을 촉진하여
근육과 뼈를 튼튼하게 해준다.

⑥
자궁습열체질

감기처럼 재발하는 게 아닌
질염

수많은 여성 질환 중에 환자들이 가장 말하기 부끄럽다고 느끼는 것
이 '질염'이라는 생각이 듭니다. 젊은 20~30대 여성들은 그래도 솔직
한 편인데, 40~50대 여성들은 많이 부끄러워해서 말을 얼버무리는 경
우가 많습니다. 제가 여의사인데도 말입니다. 그럴 때 저는 이렇게 이
야기합니다. "그냥 탁 까놓고 솔직하게 이야기하세요. 그래야 제가 꼼
꼼히 치료해드릴 수 있어요." 그제야 환자가 마음이 놓이는지 얼굴빛이
환해지며 세세히 불편한 상황을 들려줍니다. 그러고 나서 정확한 원인
을 파악하고 정확한 치료를 시작합니다.

한의학에서 질염은 많은 원인이 있지만 '습열하주(濕熱下注)'를 가장

흔한 원인으로 봅니다. 염증성 노폐물인 습열이 아랫배와 자궁, 생식기에 과도하게 모여 있기 때문에 생식기 염증을 유발하는 것입니다. 생식기 염증을 유발하는 열을 꺼주고 습은 말려주는 치료를 통해 자궁 내 환경을 바꿔주어야 합니다. 또한 질염을 근본적으로 치료하기 위해서는 항생제에 의존하는 습관은 버리고 올바른 생활습관으로 관리해야 합니다.

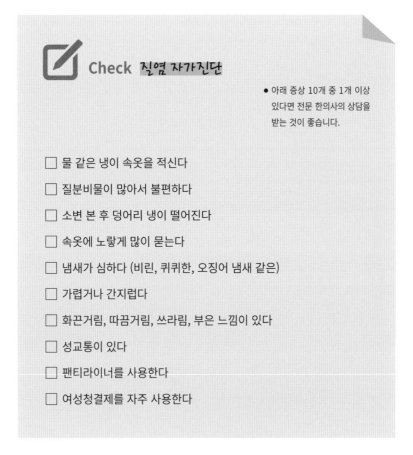

Check 질염 자가진단

● 아래 증상 10개 중 1개 이상 있다면 전문 한의사의 상담을 받는 것이 좋습니다.

☐ 물 같은 냉이 속옷을 적신다

☐ 질분비물이 많아서 불편하다

☐ 소변 본 후 덩어리 냉이 떨어진다

☐ 속옷에 노랗게 많이 묻는다

☐ 냄새가 심하다 (비린, 퀴퀴한, 오징어 냄새 같은)

☐ 가렵거나 간지럽다

☐ 화끈거림, 따끔거림, 쓰라림, 부은 느낌이 있다

☐ 성교통이 있다

☐ 팬티라이너를 사용한다

☐ 여성청결제를 자주 사용한다

세균성 질염(분비물 과다, 냄새) - 33세 미혼 여성

"질염으로 5년간 고생했어요. 냉이 많아서 걱정이에요.

계속 항생제를 먹어서 균들은 다 없어졌다고 하는데, 저는 계속 덩어리

냉이 나와요."

"성관계 시에도 질 안의 냉과 냄새 때문에 많이 불편하신가요?"

그제야 환자분이 얼굴이 빨개지며 말을 꺼내기 시작합니다.

"네… 사실 그것 때문에 왔어요.

제가 평소 냉 때문에 불편한 것은 그렇다고 쳐도, 성관계 시에 냄새나

는 분비물이 나오니까 너무 창피하고 민망해요."

"그러면 제가 성관계 시 불편감이 없어질 수 있도록 치료해드리고요.

소변 후 떨어지는 냉 덩어리도 없도록 해드릴게요."

"그 모든 게 다 좋아질 수 있어요? 그러면 너무 좋지요."

환자분이 깜짝 놀라며, 얼굴이 밝아집니다. 자신의 마음을 알아준 듯
한 느낌을 받았나봅니다.

이 환자분은 자궁 8체질 검사결과 자궁습열체질이었습니다. 자궁이
너무 습해서 세균이나 곰팡이가 살기 쉬운 환경으로 바뀌어버린 거지
요. 이런 환경을 바꿔주지 않으면 나쁜 균들은 언제든지 이곳을 서식지
로 만들 수 있기 때문에 질염이 계속 재발할 수밖에 없습니다.

"그동안 질염 때문에 고생 많이 했겠어요."

"네. 고등학교 때부터 냉이 많았어요. 원래 여자는 냉이 나오나 보다 하고 살았어요."

입안에 침이 계속 분비되면서 입 속 세균을 없애주고 치아가 썩지 않게 보호해주듯이, 질 안에도 정상적인 분비물이라는 것이 있어요. 유산균 많이 들어보셨을 텐데요. 유산균은 질속의 산도를 약산성(Ph 4.5~5.0)으로 유지해주면서 유해 세균들의 번식을 억제하여 질 안을 건강하게 유지시켜줍니다. 질 안은 따뜻하고 습하기 때문에 나쁜 균들이 서식하기에 너무나 좋은 장소예요. 한마디로 '싸움터'라고 할 수 있습니다. 질 안을 지키려는 유산균과 새로운 안식처를 찾으려는 나쁜 유해 균들의 싸움터. 그래서 속옷에 분비물이 약간 묻는 정도는 정상 범위라고 할 수 있습니다. 만약 노란 덩어리 냉, 치즈 같은 냉, 하얀 물 같은 냉이 있으면서 냄새가 나고 가렵다면 치료를 받아야 합니다.

"그런데 누구나 냉이 있는 거 아닌가요?"

"정상적으로 미세한 정도의 질분비물은 있습니다.
질분비물의 정상 범위에 대해서 알려드릴게요."

정상 질분비물에는 외음부 피지샘의 분비물, 땀, 바르톨린샘이나 스케네샘의 분비물, 질벽과 자궁경부의 탈락세포, 자궁경관의 점액, 자궁내막과 나팔관의 분비물 그리고 미생물과 그 대사산물들이 섞여 있는데요. 정상 질분비물은 여성호르몬의 영향을 많이 받기 때문에 젊은 여성일수록 양이 많습니다. 질 주변에 혈류순환이 활발한 20~30대는 정상적으로 매일 1~4ml의 정상 분비물이 분비되기 때문에 속옷에 살짝 묻는 정도의 양이면서 냄새나 가려움이 없다면 정상 범위에 있다고 할 수 있습니다. 그 후 40~50대가 되면서 정상 질분비물의 양은 점차 줄어들게 됩니다.

> "그런데 성인이 된 후로 성관계를 하면서 증상이 더 심해졌어요.
> 성관계 후에 자꾸 재발이 심해지니 남자친구를 좋아하는데도 성관계가 너무 두려워져요.
> 하고 나면 또 질염이 심해질 텐데, 하는 생각이 머릿속에서 떠나지를 않아요."

성관계 후에 질염 증상이 심해진다고 하는 분들이 많습니다. 아무래도 외부 물질이 질 안으로 들어가게 되니까요. 아무리 청결하게 성관계를 한다고 해도 세균이 있을 수밖에 없습니다. 그럴 때 필요한 것이 우리 질 안의 유산균과 면역력이에요. 나쁜 균과 싸워 이길 정도로 강력하면 성관계 후에 질염이 재발하지 않아요. 하지만 질 내 환경이 좋지 않거나 면역력이 약하여 나쁜 균들에게 지게 되면 질 안은 나쁜 균들의 새로운 정복지가 되는 것입니다.

> "병원에서는 '질염은 감기 같은 거예요'라고 재발은 당연한 것이라고 이야기를 하시더라고요."
> "질염은 감기와 같지 않아요. 재발이 당연한 것도 아니고요. 질염은

세균이나 곰팡이에 의해 질에 생긴 염증성 질환이에요. 여자라고 질염을 평생 달고 살 수는 없는 거예요."

질염에 걸리면 일반적으로 산부인과를 찾고, 항생제와 질정을 처방받아서 복용합니다. 질염 초기에는 항생제를 3일만 먹어도 증상이 빨리 없어지기 때문에 많은 여성들이 쉽게 항생제에 의존하는 것도 사실입니다.

하지만 항생제에 내성이 생겨서 더 이상 항생제로 효과를 못 보거나, 항생제 부작용을 겪고서야 필자를 찾아오는 분들이 많습니다. 질염으로 항생제를 장기간 복용한 분들은 항생제 약효가 떨어지는 2~4주가 되면 또다시 재발할 수 있습니다.

"항생제를 먹으면 나쁜 세균이 죽으니까 재발하지 않아야 하는 거 아닌가요?"
"항생제는 나쁜 세균만 죽이는 것이 아니라 유익균인 유산균까지도 죽여요."

한마디로 적군뿐만 아니라 아군까지 죽이는 것이지요. 유산균은 항생제 폭탄이 터져서 한번 사라지고 나면 질 내에서 정상적인 서식균으로 다시 자리 잡는 데 시간이 많이 걸려요. 반면에 나쁜 세균은 생명력과 번식력이 강하기 때문에 또 금방 자리를 잡지요. 그런데 나쁜 세균을 방어할 정상균들이 없다 보니까 그 틈을 타서 나쁜 세균들이 훨씬 더 빨리 증식하게 됩니다.

항생제를 먹고 나면 증상이 싹 사라져서 '다 나았나봐, 항생제 너무 좋아' 하고 좋아하다가 나쁜 세균이 증식하는 1~2주가 되면 또다시 증상이 스멀스멀 시작되지요. 이때 여성들은 '질염이 또 재발했네'라고 느끼게 됩니다. 그러면 다시 항생제를 먹게 되겠지요? 새로이 자리 잡으려고 했던 약간의 유산균마저 사멸하게 됩니다. 그리고 점점 재발하는 간격이 짧아집니다. 항생제 폭탄을 여러 번 맞은 질 안은 전쟁터로 초토화되어 이제는 더 이상 유산균이 살 수 없게 됩니다. 하지만 나쁜 세균들은 어떤 폭탄이 날라와도 살아남을 수 있는 방법을 강구하죠. 게다가 폭탄의 종류를 알았으니 변장을 합니다. 바로 '항생제 내성균'들이 생기는데, 한마디로 특정 항생제에 내성이 생긴 세균입니다.

"항생제 내성균이 생기지 않게 하려면 어떻게 해야 하나요?"

항생제를 복용한 후 3일 이내에 낫지 않거나 같은 증상이 자주 재발한다면 그 항생제에 내성이 생겼는지 의심해보아야 합니다. 그런 경우 바로 다른 종류의 항생제로 바꿔주는 것이 좋습니다. 그런데 문제는 다른 종류의 항생제로 바꿔 복용을 해도 나쁜 세균들은 또 내성균을 만들어냅니다. 결국 점점 쓸 수 있는 항생제의 종류가 줄어들면서 항생제로는 더 이상 치료가 어려워지게 됩니다. 이젠 항생제를 먹어도 증상이 완화되는 것이 아니라 계속 증상이 남게 되죠. 이럴 때 환자들은 '이젠 항생제도 안 드네'라고 실망하는데 이 단계가 바로 '항생제 내성'이 생긴 상태라고 할 수 있습니다. 또한 3달 이내에 어떤 질환이든 간에 같은 종류의 항생제를 다시 복용하면 내성균이 생길 위험성이 더 커질 수 있으므로 평소 감염성 질환에 걸리지 않도록 주의하는 것이 좋습니다.

문제는 장기간 항생제를 복용하면 질내 정상균뿐만 아니라 전신의 정상균들까지 모두 사멸하는 데 있습니다. 특히 장내 미생물도 크게 손상되어 '항생제만 먹으면 소화가 안 되고 더부룩하고 설사하고 피부에 두드러기 같은 피부질환이 생겨요'라고 말하는 '항생제 부작용' 증상이 나타납니다. 사실 이정도면 병을 키울 만큼 키운 상태인 거죠. 그때서야 '항생제로는 내 병이 낫지 않겠구나' 생각되어 필자를 찾아오는 경우가 많습니다.

"나쁜 세균만 잡고 정상균은 죽이지 않는 항생제는 없나요?"
"그러면 정말 좋겠지만 아직까지 그런 항생제는 없습니다."

인류가 개발한 약 중에 최고의 선물은 바로 항생제입니다. 위급한 감염성 질환에 항생제가 없었다면 인류는 훨씬 많은 생명을 잃었을 것입니다. 이제 인류는 항생제 없이는 살수 없습니다. 항생제가 '나쁘다'라는 것을 말하는 것이 아니라 꼭 필요할 때만 쓰도록 하고, 지나치게 항생제에 의존하기보다 생활습관 개선을 통해 재발을 막는 것이 중요하다는 것입니다.

"그런데 자궁체질 개선 치료도 나쁜 세균을 죽이는 치료 아닌가요?"
"자궁체질 개선 치료는 세균을 사멸시키는 치료가 아니라 스스로 자멸하게 하는 치료입니다. 세균이 살 수 없는 환경을 만들어 스스로 굶어 죽게 하는 것이지요."

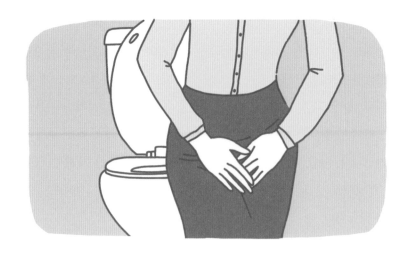

대부분의 사람들이 따뜻하고 바람이 살랑살랑 부는 봄과 가을을 좋아하잖아요. 나쁜 세균들은 사우나와 같은 환경, 즉 더운 여름 장마철과 같은 습하고 더운 환경을 좋아해요. 자궁체질 개선 치료는 질의 환경을 유익균은 살기 좋게, 나쁜 균들은 살기 어렵게 환경을 바꾸어주는 것입니다. 한마디로 질 안에 맑고 신선한 공기를 넣어 시원하게 해주고, 제습기를 틀듯이 습기를 제거해주고, 전쟁으로 초토화된 질 벽을 리뉴얼하는 것이죠. 나쁜 균이 쉽게 자리 잡지 못하도록 말이지요. 물론 나쁜 균을 한 번에 사멸시키는 것보다는 시간이 좀 더 걸릴 수 있지만, 지긋지긋한 재발을 막을 수 있습니다.

세균성 질염(누런 냉과 가려움) - 29세 미혼 여성

"원장님, 누런 덩어리 냉이 너무 많아요.

212

매달 항생제 먹는 것도 지치고, 이제는 듣지도 않아요."

"팬티라이너 몇 개 사용하세요?"

"하루 5개 정도요."

"그러면 음부 가려움증도 있을 텐데요?"

"네. 어떻게 아셨어요?"

질염성 분비물이 많아지면 대부분의 여성들은 팬티라이너를 사용하게 됩니다. 속옷이 지저분해지는 것이 싫고 심한 경우 바지 밖으로 묻어나올 수도 있기 때문이죠. 문제는 그렇게 음부를 통풍이 되지 않도록 막아놓으면 세균이 잘 번식하기 때문에 질염이 더 심해질 수밖에 없습니다. 게다가 분비물이 묻은 팬티라이너가 음부피부에 밀착되면 예민한 피부가 자극을 받아 가려움증이 생기기 쉽습니다. 팬티라이너를 사용하지 않는 것이 치료를 위해서는 더 좋죠. 그러나 증상이 있는 상태에서 사용하지 말라고 하면 솔직히 불안해서 끊지 못합니다. 일단 한 달 정도 치료하면 염증성분이 줄어들면서 누런 냉이 점차 하얗게 변하고 양이 점차 줄어들게 될 거예요. 그러면 대부분 팬티라이너를 끊을 수 있습니다.

"너무 찝찝해서 매일 닦는데도 낫지 않아요."

"무엇으로 닦나요?"

"여성청결제요. 여러 종류로 다 써봤어요."

"겉에서 아무리 닦는다고 질 안의 염증이 좋아지지 않습니다."

질염으로 오래 고생한 여성들은 대부분 질염에 대한 노이로제에 걸립니다. 씻는 행위에 많이 집착하게 되는데요. 어떤 주부는 집에서 하루 3~4회씩 씻기도 했는데, 겉에서 아무리 닦는다고 질 안의 염증이 좋아지지는 않습니다. 그런 경우 음부를 더 습하게 할 뿐입니다. 그리고 여성청결제를 과다하게 사용하여 질입구 점막 부위를 자극하면 더 예민해질 수 있습니다.

가려움증이 없다면 평소 하루 1회 미지근한 물로 가볍게만 씻는 것이 좋습니다. 만약 가려움증이 있다면 여성청결제를 1주 1~2회 정도만 사용하고 최대한 의존하지 않는 게 좋습니다.

"질 안을 씻는 제품들도 있는데 이게 더 좋은가요?"

요즘 질 안을 씻는 제품들이 많이 출시되고 있는 것은 사실입니다. 일단 질 안을 닦게 되면 1~2일 동안 개운한 느낌이 들기 때문에 질 안 세척의 습관을 평생 버리지 못합니다. 질 내 정상 PH는 4.5 전후의 약산성인데요. 질 안을 제품으로 닦게 되면 질 내 산도가 높아져 알칼리화되고 세균이 증식하기 더 좋은 환경이 됩니다. 질 안은 우리 마음대로 PH를 조절해주고 정상균을 서식시켜줄 수 있는 곳이 아닙니다. 보통 양치를 매일 2~3번 정도는 하잖아요? 그래도 잠자는 동안 입안에 세균이 번식해서 아침에는 입 냄새가 나는 것처럼, 질 안을 매일 닦는다고 해도 세균 번식은 막을 수가 없습니다. 중요한 것은 어떻게 정상균이 잘 살 수 있는 환경을 만들어줄 것인가입니다.

칸디다 질염(치즈 같은 냉과 심한 가려움) - 39세 기혼 여성

"곰팡이 질염이 계속 재발해서 너무 힘들어요.

갑자기 치즈 같은 냉이 많아지고, 가려움증이 너무 심해요.

어떨 때는 거울로 보면 음부가 빨개져 있어요. 미칠 것만 같아요."

"칸디다 질염으로 진단 받으셨지요?"

"네, 맞습니다."

질염 중에 여성을 가장 힘들게 하는 것이 바로 이 칸디다 질염(곰팡이 질염)입니다. 치즈나 두부 으깬 것과 같은 분비물이 상당히 많아지고, 냄새뿐만 아니라 질 안과 질 입구 점막이 손상되어 빨개지면서 화끈거림, 따끔거림, 가려움증이 아주 심하게 나타나기 때문입니다. 칸디다 질염의 가장 흔한 원인균은 칸디다 알비칸스라고 하는 효모성 곰팡이균으로 거의 90%를 차지합니다. 여성 10명 중 7명은 평생 동안 한 번 정도는 걸릴 정도로 흔한데요. 일반적으로 감염되더라도 포자 형태로 있는 경우에는 잠복기가 있어서 바로 증상을 유발하지 않습니다. 만약 면역력이 떨어지거나 질내 산도가 변하는 경우 곰팡이 균이 활동기로 들어가면서 아주 빠르게 증식하게 됩니다.

"언제 심해지나요?"

"월경 전에 심해져요."

칸디다 질염은 배란기부터 월경 전까지 심해지는 특징이 있습니다.

이 시기에는 여성호르몬의 영향으로 질 내 글리코겐 함량이 증가하게 됩니다. 한마디로 곰팡이의 먹이가 많아지는 시기이기 때문에 곰팡이가 활동기로 들어가면서 기하급수적으로 번식을 하게 되는 것입니다. 질 내 환경이 이와 비슷하게 변할 때는 임신기간입니다. 임산부의 40%가 칸디다 질염에 걸린다는 보고도 있으며 출산 후 질내 환경이 정상으로 돌아오면서 좋아지기도 하지만 관리가 잘되지 않는 경우 출산 후에도 지속적으로 재발하는 경우가 많습니다. 혹은 몸에 맞지 않는 피임약을 장기간 복용했을 때도 이와 비슷한 증상을 유발할 수 있기 때문에 피임약을 복용 중이라면 다시 한 번 생각해보는 것이 좋습니다.

"제가 요즘 성교통과 배뇨통이 생겼는데, 혹시 이거 때문인가요?"
"네. 맞습니다."

곰팡이 균이 질내벽을 손상시켜 질 안이 빨갛게 예민해지고 건조해지기 때문에 성관계 시에 마찰이 되면 통증을 심하게 느낄 수 있습니다. 그래서 성교통이 있는 경우 애액이 부족해서인지, 아니면 곰팡이 질염 때문인지 자세한 검사와 상담이 필요한 것입니다.

곰팡이 질염이 있는 상태에서 성관계를 하면 남성의 음경이 화끈거리거나 가려움을 유발할 수 있습니다. 또한 음경 포피에 칸디다 포자가 서식하고 있다가 다시 여성에게 옮길 수 있으므로 콘돔을 사용하는 것이 좋습니다. 게다가 질내 평형이 깨지기 때문에 곰팡이 균이 더 심하게 증식할 수 있고, 성관계 시에 요도 끝을 자극하기 때문에 급성 요도염이나 급성 방광염으로 배뇨 시 통증, 잔뇨감 등을 유발할 수 있습니다. 다른 질염과 다르게 곰팡이 질염인 경우 방광염을 동반하는 경우가 많습니다. 따라서 곰팡이 질염이 심할 때는 성관계를 최대한 피하는 것이 좋습니다.

"혹시 제가 믹스커피를 좋아하는데 괜찮을까요?"
"곰팡이 질염 환자는 당분 섭취를 최대한 줄이는 것이 좋습니다."

흔히 간식으로 먹는 초콜릿, 사탕, 아이스크림, 과자, 빵, 믹스커피, 당분이 많은 음료수 등의 단 음식을 좋아하는 여성들이 많은데요. 단 음식을 너무 많이 먹으면 질 내 당분이 많아져요. 당분이 많아지면 곰팡이 균이 더 빨리, 더 많이 증식하게 됩니다. 특히 비만 여성들은 단 음식을 좋아하기 때문에 더욱 주의해야 하고요. 당뇨병을 갖고 있다면 혈당 관리를 하는 것이 더 중요합니다.

"원장님, 저 곰팡이 질염이 다시 생긴 것 같아요."
"그동안 무슨 일이 있었나요? 혹시 항생제 드셨나요?"
"독감에 기관지염이 심해서 항생제를 2주간 먹었어요. 그 뒤로 그런 거 같아요."
"아이고, 다시 질내 평형이 깨졌군요."

과거에 질염으로 항생제를 많이 먹었던 사람은 다른 종류의 항생제라도 민감하게 반응합니다. 비실비실하던 정상균은 바로 죽어버리고 강한 곰팡이가 득세하게 되는 것이죠. 질염의 잦은 재발로 고생한 경험이 있다면 약 1년간은 항생제를 먹지 않도록 면역력을 키워야 합니다. 약했던 정상균이 다시 튼튼해지기까지 약 1년이 걸리기 때문입니다.

"좋다는 건 다 해봤어요. 좌훈도 해봤고요."
"곰팡이 질염에 제일 안 좋은 것이 좌훈이에요."

'좌훈은 여자에게 좋다'라고 생각하는 분들이 많은데요. 상황에 따라 다릅니다. 손발이 차고 아랫배가 찬 자궁냉체질 여성에게는 자궁을 따뜻하게 해서 월경통, 월경불순, 난임 등에 도움이 됩니다. 하지만 칸디다 질염이 있는 경우 음부를 더 습하고 덥게 만들어 곰팡이 번식이 더 심해지게 만들고 증상을 악화시킵니다. 게다가 습한 연기가 외음부 피부에 자극이 되어 음부 피부가 쭈글쭈글 주름이 생기면서 늘어질 수 있습니다. 칸디다 질염에 가장 필요한 것은 통풍입니다.

칸디다 질염은 사실상 위생 상태가 좋다고 하더라도 면역력 저하 혹은 안 좋은 질 내 환경이 가장 큰 원인이기 때문에 생활습관 관리가 가장 중요합니다.

질염과 임신 준비 - 32세 여성

"내년에 결혼 예정이라서 임신이 잘될지 걱정이에요."
"맞아요. 질염이 있는 분들은 그것 때문에 걱정인 경우도 많습니다. 임신 준비에 임박해서 질염을 치료하겠다고 오는 분들도 많아요."

질염이 오래된 경우 질 내 환경이 좋지 않아 정자의 운동성을 감소시키거나 생존력을 떨어뜨려 임신 성공률을 낮추기도 합니다. 저는 임신 준비 한약을 짓고 싶다고 오는 분들 중에 질염이 심한 경우에는 질염을 먼저 치료하자고 치료 방향을 바꿀 때도 있습니다. 질염을 치료하는 도중에 질 내 환경이 좋아지면서 자연임신이 쉽게 되는 경우도 종종 있기 때문입니다.

그리고 임신 전 질염을 먼저 치료해야 하는 이유가 있는데요. 임신 중에는 질 안 환경도 바뀌게 됩니다. 질 안에 글리코겐이라는 당성분이 더 많아지기 때문에 정상적인 질분비물이라고 해도 양이 약간 증가할 수 있고, 균이 번식하기 쉬워져서 없던 사람도 질염에 쉽게 걸리기도 합니다. 또한 평소 질염이 있는 상태라면 면역력이 저하되기 때문에 질염 증상이 더 심해질 수 있습니다. 간혹 질염이 심한 경우 태아를 둘러싸고 있는 양막에 염증을 일으켜 양수가 조기 파열될 수 있고 조산이 될 수도 있습니다. 문제는 임신 중에는 태아 때문에 한약, 침 등의 치료를 쉽게 할 수가 없다는 것입니다. 그래서 결혼을 앞둔 여성이라면 미리미리 질염을 완치한 후에 임신을 시도하는 것이 좋습니다.

"원장님, 그러면 여기서 치료 잘 받으면 재발하지 않는 거지요?
제가 면역력 키우려고 수영도 1주에 3번씩 열심히 하고 있거든요."
"아이고, 질염에 잘 걸리는 분은 수영하면 절대 안 됩니다."

질염에 잘 걸리는 여성은 수영이나 사우나, 목욕탕 등 대중이 사용하는 물속에 들어가지 말아야 합니다. 대중이 공동으로 사용하는 물 속에는 세균이나 곰팡이, 각종 이물질 등이 많이 들어 있습니다. 물속에서 움직이다 보면 질 안에 물과 이물질이 들어가기 쉬워져 질 내 산도가 알칼리화되면서 혐기성 세균이 성장하기 쉬운 환경이 됩니다. 또한 세균이나 곰팡이가 쉽게 침투하여 질염이 재발하기 쉽습니다. 이런 곳에 다녀온 다음에 왠지 찝찝한 느낌을 받았지만 2~3일 정도 불편하다가 괜찮아졌다면 질 안의 유산균이 나쁜 균들을 처치할 만큼 면역력이 좋은 겁니다. 하지만 그 후로 증상이 계속 심해진다면 면역력이 약해서 또다시 질염에 걸린 것으로 보면 됩니다. 그래서 질염에 잘 걸리는 분은 이런 곳은 꼭 피하는 것이 좋습니다.

 Tip 질염 자궁 8체질별 증상

자궁냉체질 : 물 같은 냉, 젖는 냉
자궁울체체질 : 덩어리 냉, 음부 붓기
자궁혈허체질 : 물 같은 냉, 비린 냄새
자궁어혈체질 : 노란 냉, 퀴퀴한 냄새
자궁한습체질 : 하얀 냉, 습함, 가려움
자궁습열체질 : 누런 냉, 심한 가려움, 오징어 냄새
자궁습담체질 : 많은 양의 냉, 습하고 축축함
자궁건조체질 : 화끈거림, 쓰라림, 따가움

항생제로 낫기 어려운
방광염

방광염은 방광 내에 염증이 생기는 질환으로 원인균의 80%가 대장 균입니다. 급성 방광염이 생기면 하루 8회 이상의 빈뇨, 배뇨통, 잔뇨 감, 아랫배 통증 등이 심하기 때문에 상당히 고통스럽습니다. 이런 급 성 방광염이 1년에 3회 이상 재발하는 것을 만성 방광염이라고 하는 데, 잦은 재발로 일상생활에 많은 어려움을 겪을 수 있습니다.

급성 방광염은 흔히 '오줌소태'라고도 하는데, 20~40대 여성 중에 가장 많습니다. 《동의보감》에서는 '방광에 병이 들면 아랫배가 부으면 서 아프고 손으로 누르면 곧 오줌을 누고 싶으나 잘 나오지 않는다'라 고 되어 있고 원인에 대해서는 '하초(下焦)에 열이 몰리는 것' 때문이라 고 합니다. '열'은 요즘 이야기하는 세균성 물질, 혹은 염증성 물질이라 고 이해하면 쉬울 것 같습니다.

방광에 열, 혹은 염증을 만드는 것은 무엇일까요? 바로 과로, 스트 레스, 수면 부족, 술 등이 있습니다. 그 외에 성관계를 너무 과도하게 하 는 것이 원인이 되기도 합니다. 간혹 젊은 미혼 여성이나 신혼의 여성들 은 잦은 성관계로 요도를 과도하게 자극하여 급성 방광염이 발생하기 도 합니다. 이러한 '신혼 방광염' 혹은 '밀월성 방광염'으로 필자를 찾 아오는 경우도 많습니다. 자궁습열체질의 여성은 방광염, 요도염 등 의 비뇨기계 염증이 잘 생기는 체질이므로 그에 맞는 관리를 해줘야 합니다.

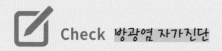

Check 방광염 자가진단

● 아래 증상 8개 중 2개 이상
  있다면 전문 한의사의 상담을
  받는 것이 좋습니다.

☐ 소변을 자주 본다(빈뇨/1일 8회 이상)

☐ 소변 볼 때 요도 끝 통증을 느낀다(배뇨통)

☐ 소변을 다 본 것 같지 않다(잔뇨감)

☐ 아랫배가 뻐근하면서 아프다(하복통)

☐ 자다가 1회 이상 소변을 본다(야간뇨)

☐ 소변을 참을 수 없다(절박뇨, 급박뇨)

☐ 골반통증, 허리통증이 있다

☐ 소변 줄기가 힘없이 약하다

만성 방광염(잦은 재발) - 29세 여성

"제가 방광염에 걸린 지 3년째인데요. 또 재발했어요.

소변 시 통증, 잔뇨감, 빈뇨 때문에 회사일을 할 수 없을 정도예요.

항생제에 내성이 생겨서 이제는 약을 먹어도 깨끗하게 낫지 않고

증상이 계속 있어요.

한의원에서 치료가 될까요?"

상당히 수척하고 의기소침해 보이는 여성 환자였습니다. 얼마나 지치고 지쳤으면 안 나아도 되니 본인의 하소연만이라도 들어줬으면 하는 표정이었습니다.

"언제부터 증상이 생겼나요?"
"잘 기억은 안 나는데… 회사 분위기가 엄격해서 화장실을 제때 못 간 이후에 생긴 것 같아요."
"맞아요. 소변을 너무 오랫동안 참아서 방광염이 생기는 경우가 많습니다."

방광은 제때 비워줘야 하는데 꽉 찬 상태로 오래 두면 세균들이 번식하기 쉬워져요. 또 너무 참아서 과도하게 늘어난 방광근육이 다시 정상으로 돌아가지 못하고 방광 부위가 뻐근한 통증을 느끼기도 합니다.

"처음에는 항생제 3~5일 정도 먹으면 금방 괜찮아졌어요.
그런데 작년부터는 2~3달마다, 올해는 매달 재발하고, 항생제를 먹어도 완전히 개운하지 않아서 회사생활에 집중할 수가 없습니다."

항생제 내성이 생긴 상태입니다. 이런 여성들이 상당히 많아요. 처음에는 증상이 빨리 완쾌되는 듯하지만, 그 다음에 재발했을 때는 똑같은 약을 먹어도 처음만큼 효과를 보지 못합니다. 게다가 1년에 3회 이상 재발하는 상태로 보아 만성 방광염 단계까지 진행이 된 것인데요. 보통 여성 환자들이 항생제를 먹다가 안 되면 필자를 찾아오는 경우가 많습니다. 초기에 한의학적인 치료를 받았으면 더 수월했을 것을 여기저기서 고생만 한 상태이지요.

"자궁 8체질 검사한 것을 보니 자궁과 질, 방광 그리고 전신에 염증을 잘 일으킬 수 있는 체질로 나왔네요."

"원장님, 제가 구내염도 잘 걸리고요. 비염도 있어요."

"네. 그런 자궁체질을 바꿔서 정상체질로 만들어놓는 것이 중요합니다. 그러면 지금처럼 방광염이 재발하지 않아요."

"네? 재발하지 않는다구요?"

"이번에 치료하고 계속해서 치료받으러 나오는 것이 아니에요?"

"아니에요. 이번에 약 3달간만 방광염을 치료하면 그 상태가 계속 유지될 거예요."

많은 분들이 방광염이 생길 때마다 항생제에 의존하는데요. 계속 항생제로 치료하다 보니 면역력이 약해지거나 방광이 자극되어 재발이 반복되는 것입니다. 방광염만 치료하는 것이 아니라 방광의 염증성분을 소변으로 모두 배출시키고 방광 원래의 기능을 회복시켜놓으면 재발하지 않습니다.

그녀의 눈빛이 상당히 반짝였습니다. 힘없이 원장실로 들어오던 첫 모습과는 확연히 달라져 있었죠. 혹시나 해서 필자를 찾아왔는데 완치가 된다고 하니 살 길이라도 찾은 듯한 표정이었습니다. 이 여성분은 1주에 2회씩 치료할 때마다 호전되어 한결 표정이 편안해졌습니다. 한 달쯤 치료하니 여유가 좀 생겼는지 수줍게 질문을 합니다.

"성관계는 언제쯤 할 수 있을까요?"

"방광염 증상이 완전히 치료된 후에 하는 것이 좋아요.

증상이 아직 남아 있는 상태에서 성관계를 하면 다시 증상이 심해질 수 있어요."

많은 여성들이 성관계와 방광염은 무관하다고 생각하는 경향이 있습니다. 여성의 요도는 길이가 3~5cm 정도로 짧고, 항문-질-요도구가 가까이 있습니다. 염증이 남아 있는 상태에서 성관계로 자극이 되면 외부의 여러 균들이 쉽게 요도구로 침입할 수 있습니다. 성관계 후 방광염이 심해졌다고 하는 경우가 이런 경우입니다. 하지만 완전히 치료된 후에는 성관계를 가져도 재발하지 않습니다.

두 달쯤 치료가 되니 배뇨통과 빈뇨는 완전히 없어졌는데, 피곤하거나 잠을 못 자면 잔뇨감이 약간씩 남아 있었습니다. 여기서 한 단계만 넘어가면 치료가 완료되는데 말입니다.

"90% 정도는 좋아진 것 같은데 증상이 왔다 갔다 해요. 완치가 안 될까 봐 걱정이에요."

"혹시, 운동하는 거 있으세요?"

"아니요. 뭐 1주에 2번 요가 하는 정도예요. 특별히 운동하는 건 없어요."

"왜 말 안 하셨어요?"

"네? 요가는 운동이라고 생각하지 않아서요."

"방광염일 때는 어떤 운동이든 쉬셔야 합니다. 특히 아랫배를 자극하는 운동이 제일 안 좋습니다."

요가도 아랫배를 자극하는 운동입니다. 바른 자세를 취하려다 보면 복근에 힘을 줘야 하잖아요. 배에 힘을 주다 보면 아랫배 안쪽의 방광이 자극되기 때문에 회복되다가도 복압이 올라가니까 방광압력도 올라가서 완전히 회복되지 못합니다.

방광염이 걸렸을 때 운동하면 안 된다는 사실을 모르는 여성들이 많습니다. 평소 건강을 위해서 꾸준히 해오던 운동을 하지 말라고 하니 상당히 당황스러우셨을 텐데요. 배뇨통, 잔뇨감, 아랫배 통증 등의 증상이 있을 때는 방광을 압박하지 않아야 합니다. 빨리 걷기, 러닝, 자전거 타기, 요가, 필라테스 등 아랫배에 힘이 들어가는 운동을 하게 되면 방광을 지속적으로 자극해서 염증을 악화시킬 수 있습니다. 간혹 사무직 여성들을 보면 오전에는 괜찮았다가 오후 4~5시경부터 다시 증상이 시작되는 경우가 있는데, 의자에 오래 앉아 있거나, 오래 서 있는 자세만으로도 자극될 수 있습니다. 시간이 날 때마다 누워 있는 것이 차라리 낫습니다.

이 환자는 요가를 쉬면서 치료를 받자 증상이 바로 좋아졌습니다.

"원장님, 요가를 쉬니까 이젠 방광이 가벼운 느낌이에요.
평소에는 일하다가도 방광이 찌릿찌릿했는데, 지금은 아무 느낌이 안 나요."

"일단 가벼운 걷기운동부터 해보시고, 방광 자극감이 생기지 않으면 서서히 요가를 다시 시작해보세요."

환자가 밝게 웃으며 회복되었다는 말을 할 때가 가장 기분이 좋습니다. 방광염은 단순히 염증만 치료해서 되는 것이 아니라 생활습관도 함께 관리해줘야 재발하지 않습니다.

염증성 독소를 빼내야 하는
피부질환

한의학에서 피부질환을 다룰 때는 피부만 보지 않습니다. 오장육부의 상태가 모두 드러나는 곳이 바로 피부입니다. 즉, 오장육부의 문제가 해결되지 않으면 피부질환이 계속 재발할 수밖에 없습니다.

《동의보감》에 '가려움증은 허(虛)한 것이 원인이다'라고 기록되어 있는데요. '허하다'라는 것은 기혈이 부족하다는 말이고, 바로 '면역력이 약하다'는 말입니다. 면역력이 약했을 때 외부적인 자극을 제대로 방어하지 못해서 생기는 증상이 바로 피부질환입니다.

자궁습열체질은 습(濕)인 노폐물의 배출이 제대로 되지 않고, 열(熱)이 쌓이기 쉬운 체질이기 때문에 염증이 잘 생깁니다. 이런 염증성 독소를 배출하는 두피, 얼굴, 손, 사타구니, 겨드랑이 등에 피부질환을 일으키게 되는 것입니다.

주부습진 - 33세 주부

"손끝이랑 손바닥이 모두 갈라지고 가려워요.

각질을 긁으면 각질이 떨어지면서 피부가 얇아지고 화끈거려요."

"손에 물을 많이 대시나요?"

"네. 아무래도 애 키우다 보니까. 집안일이란 게 손에 물이 많이 닿잖아요."

"주부습진은 최대한 물이 닿지 않게 하셔야 해요."

한의학에서 주부습진은 '아장풍(鵝掌風)'이라고 하는데, 속열이 많은 사람이 습한 환경에 노출되었을 때 생긴다고 보고 있습니다. 자궁습열 체질인 사람은 면역력이 떨어지면 습열 때문에 세균이나 곰팡이가 번식하기 좋은 환경이 됩니다. 이때 설거지나 빨래 등으로 손에 물을 많이 묻히거나 세제를 접촉하는 주부들에게 많이 생겨서 '주부습진'이라고 하는데요. 주부뿐만 아니라 물을 많이 만지는 요리사나 생선 가게, 정육점 직업 종사자, 손을 자주 씻는 외과의사나 치과의사 등도 생길 수 있습니다.

"언제 생기셨나요?"

"출산 후 6개월쯤부터 시작되었어요."

"산후조리 기간에 손에 찬 기운이 많이 들어갔나요?"

"네. 친정엄마가 갑자기 입원을 하시는 바람에 산후조리를 거의 못했어요.

여름이라 더우니까 집안일 할 때 자꾸 찬물을 사용했던 거 같아요."
"산후조리를 잘못하고 이후에 주부습진이 오는 경우가 많습니다."

출산 후에는 기혈이 모두 부족한 상태이기 때문에 100일간은 찬물에 손을 넣으면 안 되는데요. 여름철에는 너무 덥다 보니 찬물을 피하기 어려운 게 사실입니다. 이처럼 면역력이 떨어진 출산 후에 맨손으로 습한 물과 독한 세제에 많이 접촉하는 경우 주부습진에 걸리기 쉽습니다. 손은 오랜 시간 물에 노출되면 피부 각질층이 자극을 받아 세균이나 곰팡이에 대한 방어력이 약해집니다. 게다가 주방세제나 세탁세제 속에 들어 있는 계면활성제나 각종 화학성분들이 피부에 접촉하여 피부를 방어하는 지질성분을 파괴하고 피부염을 일으키게 됩니다. 치료 중에는 물이나 세제가 직접 손에 닿지 않도록 최대한 노력해야 합니다.

"그래서 고무장갑을 끼고 하는데, 그래도 낫지 않아요."
"고무성분도 좋지 않죠."

피부가 민감한 사람은 고무장갑처럼 고무성분에 계속 접촉되거나 그 안에서 손에 땀이 차게 되면 증상이 더 심해질 수 있습니다. 어쩔 수 없이 설거지를 할 때는 얇은 면장갑을 끼고 그 위에 고무장갑을 끼는 것이 도움이 됩니다.

"그동안 어떤 연고를 바르셨나요?"
"일반 연고로 치료가 안 돼서 스테로이드 연고를 발랐어요.

그런데 연고를 발라도 낫는 듯하다가 다시 심해지기를 반복하고 있습니다."

스테로이드 연고는 바르면 금방 좋아지는 듯이 보이지만, 모세혈관이 확장되고 피부가 얇아지면서 위축되는 부작용을 일으킬 수 있습니다. 염증성 물질인 습열이 제거되지 않은 상태에서 겉에만 연고를 바른다고 해결되지 않아요. 또다시 재발하기 쉬운 질환이기 때문에 근본적으로 자궁의 습열을 제거하여 재발하지 않도록 해야 합니다.

지루성 피부염 - 39세 여성

"두피가 너무 가려워요. 한번 봐주세요."
"최근에 무슨 일이 있으셨어요?"
"네, 회사 일 때문에 스트레스가 많았어요.
월경을 건너뛰기도 하고 월경주기가 불규칙해지네요."
"만성 스트레스로 인한 지루성 피부염이에요."

피지는 외부로부터 피부를 보호하고 또 피부 표면의 수분이 증발되는 것을 막아서 수분을 유지해주는 역할을 하는데요. 스트레스를 많이 받게 되면 스트레스 호르몬인 코티졸이 분비되고, 코티졸은 안드로겐을 만들어서 피지선을 자극해 피지 분비를 늘리게 됩니다. 그런데 이 피지가 심각하게 많아지면 피지를 먹고사는 세균이 기하급수적으로 늘어나면서 염증 반응을 일으키게 됩니다.

자궁습열체질은 체질 자체가 습열이 많은데, 스트레스를 많이 받으면 피부에 열이 생기면서 습인 노폐물이 더 많이 모이게 되고 피부의 유수분 밸런스가 깨지면서 염증 반응을 일으키게 됩니다. 그래서 스트레스가 많은 사람치고 피부가 좋은 사람이 별로 없습니다. 스트레스로 열이 생겼을 때 열이 빠져나가는 통로는 상체에 있는 얼굴, 머리, 가슴 부위와 하체의 사타구니, 음부, 엉덩이입니다. 그래서 지루성 피부염은 피지샘이 많이 분포되어 있는 두피나 얼굴, 귀뿐만 아니라 가슴이나 엉덩이 등에도 발생하는 것이지요.

"얼굴에도 생긴다고요?

그럼 아침에 얼굴에 기름기가 많이 끼는 느낌도 지루성 피부염 때문이에요?"

"네. 맞아요.

스트레스뿐만 아니라 수면이 부족하거나 과음을 해도 피지 분비가 늘어나게 돼요.

1차적으로는 피지가 늘어나서 번들거리는 느낌이 나다가 그 단계에서 심해지면 세균 감염에 의해서 염증이 생기는 것이지요."

"그러면 깨끗이 씻으면 될까요?"

두피나 얼굴에 기름기가 많다고 자주 씻는 경우가 있습니다. 너무 자주 씻으면 피부가 자극되어 피부염이 더 심해질 수 있으니 가볍게 세안하는 것이 좋습니다. 자극이 되는 비누나 샴푸는 증상을 악화시킬 수 있으므로 저자극제품을 사용하도록 하고 피부에 자극 성분이 남지 않

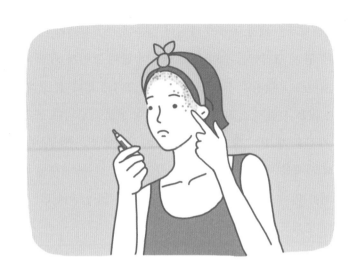

도록 주의해주세요. 아무리 외적인 피부에 신경을 쓴다고 하여도 피부 속의 염증 성분이 피부를 계속 자극하면 완전히 치료가 되지 않습니다. 자궁습열체질을 개선하여 체질을 바꾸어주는 것이 근본적인 치료라고 할 수 있습니다.

사타구니 습진(사타구니 완선) - 37세 여성

"원장님, 제 사타구니랑 엉덩이 피부 좀 봐주세요.

갑자기 빨갛게 변하면서 가려운데 점점 번지는 느낌이에요."

"흔히 사타구니 습진이라고 하는데, 곰팡이 균에 감염된 피부질환이 에요."

"곰팡이가 사타구니에도 생겨요? 왜 갑자기 저에게 이런 일이…."

"요즘처럼 덥고 습한 여름철에 잘 생겨요. 요즘 많이 과로했나요?"

"네. 몇 달째 야근하느라 밤늦게 들어가고 쉬지를 못했어요.

제가 원래 땀도 많은 편인데 여름이라 그런가보다 그랬거든요."

사타구니 습진은 특히 습하고 땀이 많이 나는 여름철에 많이 생깁니다. 자궁습열체질은 습과 열이 아래로 내려가게 되면 사타구니로 빠지게 되는데요. 그 과정에서 사타구니 피부를 습하게 만들면서 곰팡이가 살기 쉬운 환경이 되는 것이지요. 아무래도 더운 여름철 땀도 많은데 야근으로 오랫동안 앉아 있는 자세가 사타구니와 엉덩이를 더 습하게 만든 것으로 보입니다. 오래 앉아서 일을 해야 하는 상황이라면 1시간마다 일어나서 통풍을 시켜주면 회복이 훨씬 빠릅니다.

"혹시 갑자기 살이 쪄서 그런가요?"

"꼭 살이 쪄서라기보다는 면역력 약화가 근본 원인이고요.

살이 찌게 되면 사타구니가 더 마찰이 되고 땀이 차기 때문에 증상이 더 심해질 수 있어요. 혹시 꽉 끼는 레깅스나 스키니진, 스타킹 같은 걸 자주 착용하시나요?"

"네, 그럼요. 요즘 그런 옷이 유행이다 보니까 그거 아니면 입을 게 없어요."

"최대한 통풍이 잘되는 속옷과 하의로 바꾸는 것이 좋습니다. 만성화되면 사타구니에서 음부와 엉덩이 항문 주위까지 번지기도 하고 피부가 검은색으로 착색이 되기도 합니다."

사타구니는 우리 몸에서 공기 소통이 제일 안 되는 곳입니다. 따뜻

233

하고 습해서 곰팡이가 제일 좋아하는 곳이지요. 특히 면역력이 떨어졌을 때 곰팡이의 번식이 급격히 빨라지게 됩니다. 자궁습열체질은 하체에 습열이 잘 쌓일 수 있기 때문에 특히 하체의 통풍에 신경을 써주셔야 합니다. 샤워 후에는 꼭 물기가 마를 때까지는 옷을 입지 않고 자연 건조시켜주는 것이 좋습니다.

비뇨생식기계 염증을 없애주는 곡골혈

자궁습열체질의 여성은 질염, 방광염, 요도염 등의 비뇨생식기계 염증과 자궁내막염, 자궁경부염 등의 자궁내 염증이 잘 생깁니다. 이런 염증이 있을 때는 곡골혈(曲骨穴) 부위가 단단하게 뭉치거나 눌렀을 때 통증을 느끼게 되는데요. 비뇨생식기계의 염증이 어느 정도인지 가늠해볼 수 있는 진단점이 됩니다. 또한 꾸준히 지압을 해주면 자궁내 습열(염증)이 풀어지면서 염증성분을 소변으로 배출시키는 치료점이 되기도 합니다.

곡골혈의 위치
- 곡(曲)은 굽어 있다는 의미이고, 골(骨)은 치골을 의미합니다.
- 치골뼈 바로 위의 움푹 들어간 혈자리라는 의미입니다.

곡골혈 지압하는 방법
- 지압하기 전에 소변을 비우고 지압하는 것이 좋습니다.
- 무릎을 살짝 세운 후 치골뼈 바로 위쪽의 혈자리를 잡고 깊게 천천히 누르는 것이 좋습니다.
- 숨을 내쉬면서 3~5초간 깊게 누른 후 숨을 들이쉬면서 손을 천천히 뗍니다.
- 30~50회 해주는 것이 좋습니다.

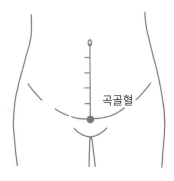

곡골혈

통풍과 순환을 도와주는 골반 열기 운동

자궁습열체질 여성은 자궁 내 노폐물이 있는 상태에서 혈류순환이 제대로 되지 않아 염증 반응을 잘 일으킵니다. 또한 몸이 습하고 따뜻해서 세균이나 곰팡이가 번식하기 좋은 환경이기 때문에 비뇨기와 생식기에 염증이 생기기 쉽습니다. 중요한 것은 '어떻게 통풍을 시킬 것인가?'와 '어떻게 혈액을 순환시킬 것인가?'입니다. 골반 부위의 통풍과 혈류순환을 도와줄 수 있는 골반 열기 운동 방법을 추천합니다.

골반 열기 운동 방법

- 양쪽 손바닥과 양쪽 무릎을 어깨너비로 바닥에 댑니다.
- 무릎과 뒤꿈치는 직각이 되도록 합니다.
- 한쪽 무릎을 그대로 옆으로 들어 올려줍니다.
- 3~5초 정지 후 제자리로 돌아옵니다.
- 무릎을 올릴 때 숨을 들이마시고 내릴 때는 숨을 내쉽니다.
- 좌우 1세트씩 15회/ 1일 3세트 하는 것이 좋습니다.
- 무릎을 올릴 때 허리가 최대한 틀어지지 않도록 주의해주세요.
- 무릎을 들어 올리는 높이는 고관절 높이까지만 하는 것이 좋습니다.

피해야 할 운동

- 러닝, 조깅
- 자전거 타기

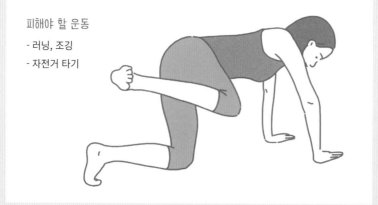

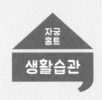

통풍이 잘되는 옷을 입고 대중 물놀이를 피하라

통풍이 잘되는 면 속옷을 입어라

여성의 음부는 따뜻하되 덥거나 차가우면 안 되고, 통풍이 잘되되 너무 습하거나 건조해도 안 되는 예민한 부위입니다. 이렇게 적당히 맞추기 위해서는 면으로 된 속옷을 입는 게 좋습니다. 면 소재는 통풍이 잘되고 땀 흡수가 잘되기 때문에 음부를 습하지도 덥지도 않게 유지할 수 있습니다. 하지만 망사나 레이스로 된 속옷은 예쁘고 라인을 살릴 수는 있지만 나일론 소재라서 통풍이 거의 안 됩니다. 이런 속옷은 특별한 날에만 착용하도록 하고 매일 입는 속옷은 면 소재로 바꾸는 것이 좋습니다.

통풍이 안 되는 재질이나 꽉 끼는 옷은 피하라

요즘 유행인 스타킹, 레깅스, 스키니진 등의 신축성이 좋은 옷은 거의 나일론이나 스판덱스 재질입니다. 하지만 땀 흡수력이 거의 없고, 통풍이 안 되기 때문에 여성의 음부를 더욱 습하고 덥게 만듭니다. 게다가 꽉 끼는 옷은 자궁, 질, 방광 등의 여성 생식기가 들어 있는 골반 부위의 혈액순환을 방해하여 각종 염증질환이 더 잘 생기게 할 수 있으므로 반드시 피하는 것이 좋습니다.

대중 물놀이 시설은 피하라

필자를 찾아오는 여성들 중에 종종 대중 물놀이를 한 후에 질염이나 방광염이 심해졌다고 호소하는 분들이 많습니다. 목욕탕, 사우나, 수영장과 같은 대중 물놀이 시설은 많은 사람이 공동으로 사용하기 때문에 물속에 안 좋은 세균이나 곰팡이들이 많습니다. 질 안으로 물과 함께 이물질이 침투할 가능성이 커지고, 질 내 산도가 높아지면서 혐기성 세균이 증식하기 쉬운 조건이 됩니다. 특히, 목욕탕이나 사우나는 온도가 높고 습기가 많기 때문에 나쁜 균들이 번식하기 좋은 환경입니다. 자궁습열체질은 안 그래도 자궁이 습하고 열이 많은데 이런 나쁜 균들의 침투와 번식이 더 활발해지므로 반드시 피해야 하는 장소입니다.

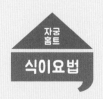

쓴맛을 먹고 단맛과 술은 피하라

염증을 없애주는 쓴맛

한의학에서 쓴맛은 '고조습(苦燥濕)'이라 하여 노폐물인 습기를 말려주는 소염
작용이 있습니다. 또한 '고직하이설(苦直下而泄)'이라 하여 떠오르는 화를 아래
로 내려 대변과 소변으로 배출시켜주는 해열과 해독 작용도 있습니다. 쓴맛은
브로콜리, 상추, 오이, 냉이, 샐러리, 치커리, 파슬리, 더덕, 도라지 등의 뿌리
나 잎에 많이 들어 있는데요. 이런 음식을 가까이하는 게 좋습니다.

쓴맛을 내는 것은 대부분 사포닌 성분입니다. 기력을 보하고 몸을 따뜻하게
하는 인삼의 쓴맛을 내는 성분도 바로 이 사포닌이죠. 이 성분은 혈액 속의 콜
레스테롤을 제거해주고 몸속의 나쁜 독성 성분을 빨아들여서 배출시켜주는
효능을 가지고 있습니다. 특히 육류나 튀긴 음식, 트랜스 지방을 많이 먹어서
생기는 몸속의 지방과 노폐물을 사포닌이 배출시켜줍니다. 즉, 무엇을 먹던 간
에 쓴맛 채소를 많이 먹으면 염증을 예방할 수 있다는 말입니다.

과하게 먹으면 기운을 손상시키는 쓴맛

쓴맛을 적당히 먹으면 위액 분비를 자극해서 소화를 도와주지만 너무 많이 먹
으면 위장의 소화액 분비를 억제시켜 소화 기능이 떨어질 수 있습니다. 한의
학에서는 쓴맛을 너무 과도하게 먹으면 '고상기(苦傷氣)'라 하는데 기운이 손
상되어 기력 저하, 피로감을 느낄 수 있으니 과한 것은 좋지 않습니다.

염증을 일으키는 단맛을 피하라

요즘 여성들은 간식을 즐기기 때문에 당분에 거의 중독되어 있다라고 해도 과
언이 아닙니다. 게다가 한국음식 중에 주로 먹는 탄수화물의 단맛, 국이나 요
리에 첨가된 단 성분 또한 너무나 많습니다. 한의학에서는 '단맛을 많이 먹으
면 습인 노폐물을 많이 만든다'라고 기록되어 있는데요. 당분을 너무 과하게

먹으면 장내 세균 증식이 과도해져서 독소가 많이 쌓이게 됩니다. 결국 장에 있는 독소들이 혈관을 타고 몸 곳곳을 다니면서 피로감, 피부 질환뿐만 아니라 염증 질환을 유발하게 됩니다. 상처가 났을 때 당분을 많이 먹게 되면 상처가 잘 아물지 않는 것도 마찬가지입니다.

염증을 악화시키는 술을 피하라

음식을 가장 많이 가려야 하는 체질이 바로 자궁습열체질인데요. 가릴 음식을 또 하나 알려 드릴게요. 바로 술입니다. 술은《동의보감》에 '성질이 몹시 뜨겁고 독이 있다. 모든 경락과 혈맥을 통하게 하는 좋은 효능이 있다. 하지만 오랫동안 과하게 먹으면 정신이 상하고 수명에 지장이 있다'라고 기록되어 있습니다. 술은 적당히 마시면 혈액의 흐름을 도와주는 좋은 효과가 있는데요. 만약 몸에 염증이 있는 상태에서 술을 마시면 혈액의 흐름이 더 빨라지고 염증 세포의 활동이 더 활발해지기 때문에 염증 반응을 더 악화시킬 수 있습니다. 그래서 술 먹은 다음 날 피부염이나 위염, 장염, 질염, 방광염 등의 증상이 재발하는 것이지요. 1회 1잔 이하는 크게 영향이 없으나 그 이상은 자제하는 것이 좋습니다.

좋은 채소
배추, 상추, 죽순, 오이, 수세미, 시금치, 더덕, 도라지, 미나리, 고사리, 아욱, 목이버섯, 해조류(김, 미역, 다시마), 취나물, 참나물, 고들빼기, 비름나물, 명일엽, 양배추, 양상추, 브로콜리, 셀러리, 옥수수수염

좋은 곡식
현미, 옥수수, 율무, 콩류(팥, 녹두, 강낭콩, 완두콩, 흑태, 서목태, 서리태, 쥐눈이콩 등)

좋은 과일
포도, 다래, 수박, 참외, 파인애플

좋은 육류, 해산물
오리고기, 돼지고기, 잉어, 가물치, 뱀장어, 복어, 새우, 우렁이, 소라, 조개류(바지락, 꼬막, 홍합, 대합, 가리비)

나쁜 음식
모든 종류의 술
가공육(햄, 소시지, 핫도그, 베이컨, 육포 등)
아이스크림, 케이크, 초콜릿, 사탕 등의 단맛이 나는 음식

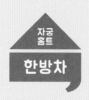

자궁습열체질에 좋은 소염차(消炎茶)

고삼

고삼은 얼마나 쓴지 '쓴 인삼'이라고 불리기도 하는데요. 말 그대로 쓴맛이 나면서 인삼처럼 좋은 효능을 가지고 있다고 하여 붙여진 이름입니다. 게다가 고삼은 차가운 성질이 강하기 때문에 비정상적인 습기와 염증 성분을 제거하여 소변으로 배출하여 주고, 살균 작용이 뛰어납니다. 특히 골반 안에 있는 대장과 생식기의 염증에 효과적입니다. 고삼은 차로 마셔도 좋지만 피부에 외용으로 사용해도 좋습니다. 고삼 달인 물로 음부를 씻거나 좌욕을 하면 질염에 좋고 얼굴에 바르면 피부염에 좋습니다.

용담초

용담은 용(龍)의 쓸개(膽)처럼 쓴맛이 난다라고 해서 붙여진 이름입니다. 습열은 하초인 간과 자궁, 방광에 쌓여 염증성 질병을 일으키게 됩니다. 용담초는 하초의 열을 내리고 습을 말려주는 효능이 있어서 소염 작용, 항균 작용, 이뇨 작용이 뛰어나기 때문에 염증이 잘 생기는 자궁습열체질에 꼭 필요합니다.

주요 효능

질의 습열로 인한 **질염성 분비물과 냄새, 가려움**
방광의 습열로 인한 **배뇨통, 잔뇨감, 빈뇨**
자궁의 습열로 인한 **자궁내막염, 자궁근종, 자궁폴립**
대장의 습열로 인한 **급성 대장염의 복통과 설사, 치질**
간의 습열로 인한 **눈의 충혈, 염증성 눈질환, 귀울림(이명)**
위장의 습열로 인한 **치통, 풍치**
피부의 습열로 인한 **습진, 종기, 궤양**

고삼과 용담초를 이용한 '소염차' 만드는 방법

- 물 2L에 고삼 3g과 용담초 1g을 넣고 펄펄 끓이다가 약한 불로 1시간 정도
  은근히 끓입니다.
- 미지근하게 하여 하루 3번(약 100cc) 마시면 좋습니다.

주의 사항

소염차는 상당히 쓰기 때문에 너무 진하게 달이면 마시기 불편할 수 있습니다.
차가운 성질이므로 자궁냉체질 여성은 반드시 피해야 합니다.
허약체질은 복통이나 설사를 유발할 수 있으므로 피해야 합니다.
과하게 복용하면 비위의 기능이 손상되므로 장기간 복용은 피하는 것이 좋습니다.

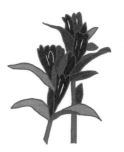

고삼은 특히 골반 안에 있는
대장과 생식기의 염증에 효과적이다.

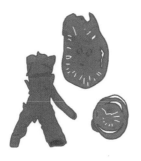

용담초는 하초의 열을 내리고
습을 말려주는 효능이 있다.

⑦ 자궁습담체질

체질을 바꿔 요요를 막아야 하는

비만

여성들이 마른 몸매를 선호하다 보니 다이어트를 위해 한약과 양약, 각종 건강기능식품에 큰 비용을 들이고, 운동에도 많은 시간과 노력을 쏟고 있습니다. 하지만 급속 다이어트는 오장육부에 무리가 되고 면역력을 떨어뜨려 결국 건강에 악영향을 끼칠 수 있습니다. 필자는 너무 마른 몸매보다는 '건강한 몸매'가 중요하다고 생각합니다. 건강한 몸매란 과체중이 아니면서 상하, 좌우의 균형이 잘 맞는 체형을 말합니다.

또한, 급속 다이어트보다는 체중의 변화에 몸이 부담을 느끼지 않을 정도로 서서히 감량하는 '느린 다이어트'가 좋습니다. 살을 빨리 빼려고 단식을 한다거나 운동을 너무 강하게 하면 건강을 해치기 쉽습니다.

살이 찌는 음식을 줄이면서 운동으로 신진대사를 활성화시키고 근육량을 늘리는 느린 다이어트가 바로 요요가 없는 건강한 다이어트라고 할 수 있습니다.

자궁 8체질 중에서도 살이 잘 찌는 체질이 따로 있습니다. 위장의 소화력이 좋아서 잘 먹고 소화도 잘 시키지만 노폐물이 잘 배출되지 않는 자궁습담체질입니다. 이 체질은 우여곡절 끝에 다이어트에 성공했다고 해도 조금만 방심하면 다시 살이 찌기 쉽습니다. 이런 체질은 절대 급속 다이어트를 해서는 안 되고 서서히 체질을 바꾸어가는 느린 다이어트를 해야 합니다.

비만 체질인 경우 - 34세 신혼 여성

"결혼 후 6달 만에 10kg이 쪘어요. 야금야금 계속 쪄가는 거 같아요."

"남편은요?"

"남편은 거의 안 쪘어요."

"퇴근 후에 두 분이서 맛집 찾아다니셨군요?"

"하하, 맞아요. 밤에 치킨과 맥주도 즐긴 것이 문제인 거 같아요."

"치킨과 맥주가 얼마나 지방이 많이 쌓이는 음식인지 아실 텐데…."

"네, 알긴 아는데… 못 끊겠어요."

"행복한 신혼인 것은 이해하겠는데, 행복을 다른 데서 찾자고요."

결혼 후 여성이 체중이 느는 것은 대부분 남편과 외식을 자주 하거나 밤에 야식을 즐기기 때문인 경우가 많습니다. 결혼 전에는 결혼식이나 웨딩촬영 때문에 급속 다이어트를 하지만, 결혼식 후에는 긴장이 풀려서 대부분 6개월 이내에 요요가 많이 옵니다. 특히 부부가 모두 직장인인 경우 퇴근 후 저녁에 의기투합해 스트레스를 풀려다 보니 매운 음식, 기름진 음식, 술 등을 즐기는 경우가 많습니다. 문제는 밤에 무언가를 먹고 잠을 자면, 그 다음 날 아침에 배 속이 그득하고 밥맛이 없습니다. 그러니 아침식사는 안 먹고, 또다시 저녁식사와 야식을 과하게 먹게 됩니다. 이처럼 아침 식사량보다 밤의 식사량이 더 많은 것을 야식 증후군이라고 합니다. 문제는 습관화되면, 밤에 그 시간만 되면 배가 고프고 짜증나고, 음식을 먹지 않으면 불안해지고 심한 경우 잠을 못 들기도 합니다.

이런 상태가 계속 반복되면 우리 몸의 호르몬체계가 혼란스러워질 뿐만 아니라 지방을 더 축적하게 됩니다. 게다가 밤에 충분히 소화되지 않은 채로 잠을 자게 되면, 위산이 역류하면서 역류성 식도염을 일으키기 쉽고, 깊은 수면을 하기 어려워 다음 날 만성피로로 이어지게 되고, 그 피로는 또다시 폭식과 야식을 불러일으키게 됩니다. 이런 잘못된 식사습관을 바꾸려면 배가 부르더라도 아침에 식사를 일단 하세요. 그러면서 점차 야식을 끊어가는 것이 좋습니다. 억지로라도 정상적인 식사습관을 만들어야 합니다.

"네. 한번 식사습관을 바꾸어볼게요. 그런데 왜 저만 찔까요?"

"두 분이 체질이 달라서 그래요. 남편분 사진 보여주시겠어요?"

"사진은 왜요?"

"얼굴부터 발까지 나온 사진을 보면 그 사람 체질을 대충 어느 정도는 알 수 있어요.

(사진을 본 후) 남편분 체질은 냉체질이에요. 많이 먹어도 소화력이 약해서 살로 잘 안 가요. 맥주 마시면 설사하고, 평소에도 변이 묽고 허리 아프다는 소리 자주 할 거예요."

"엇, 어떻게 아셨어요?"

"전체적인 체형과 얼굴을 보면 알 수 있어요. 그런데 ○○씨는 자궁습담체질이에요.

지방을 쌓아두려는 성질 때문에 먹는 족족 살로 가고 지방으로 가요. 꼭 필요한 에너지만 쌓아두면 되는데 노폐물까지 쌓아두려 하니 남편과 똑같이 먹어도 ○○씨만 살이 찔 수밖에 없어요."

똑같은 음식을 먹어도 어떤 사람은 살이 조금 찌고, 어떤 사람은 살이 많이 찌고, 어떤 사람은 전혀 살찌지 않는 것을 볼 수 있는데요. 체질에 따라서 지방이 축적되는 속도가 다르고 쌓이는 부위도 다르기 때문입니다. 자궁습담체질은 복부를 먼저 채우고 남은 것은 팔다리로 보내기 때문에 복부뿐만 아니라 전체적으로 살이 찝니다. 자궁한습체질은 엉덩이와 하체에 노폐물을 먼저 채우고, 자궁습열체질은 아랫배에 먼저 채우게 됩니다. 그래서 자신의 체질을 알고 관리해야 더 효율적으로 다이어트를 할 수 있습니다.

"식습관을 일주일 바꿨는데 살이 빠지네요."

"다이어트 진행이 잘되고 있어요. 하지만 당분간은 저녁 모임을 만들지 마세요.

이런 상태를 최소 3~6개월은 유지해줘야 야식을 먹던 습관이 완전히 없어집니다.

며칠 참았다고 해결된 것이 절대로 아니니 항상 긴장하셔야 해요.ˮ

야식을 끊는 것은 생각만큼 쉽지 않습니다. 어떤 분은 참고 참다가 갑자기 새벽 1시에 밥을 두 그릇이나 비벼 먹었다는 소리도 들었습니다. 이 환자분은 야식을 끊는 데 일주일이 걸렸습니다. 매일 밤 허기가 졌지만 밤에 한약을 1포씩 더 먹으면서 본인의 노력으로 결국 야식을 끊는 데 성공했습니다. 하지만 우리 몸은 '항상성'이 있어서 언제든 다이어트 전으로 돌아가고 싶어 합니다. 그 유혹을 잘 견뎌야 하는데요. 체중감량을 잘 하다가도 친구들과의 저녁 모임이나 가족들과의 주말 모임에서 실패하는 경우가 많으므로 조심하는 것이 좋습니다.

"그런데 다이어트가 힘들 줄 알았는데, 그렇게 힘들지 않고 매일 조금씩 계속 빠지니 재미있네요.

지금은 한약 먹는 습관도 들였어요.ˮ

"맞아요. 모든 게 다 습관이에요.

그런데 다이어트 수첩을 보니 밀가루 음식을 아직도 종종 드시네요.

이거 끊으셔야 하는데….ˮ

"아… 제가 피자, 스파게티, 국수 이런 거를 좋아해요.ˮ

"밀가루 음식도 중독성이 있어서 끊기 쉽지 않죠.ˮ

밀가루 음식을 특히 좋아하는 경향이 자궁습담체질 여성들에게 많

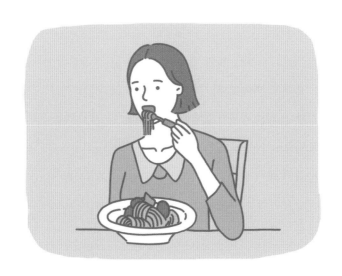

이 나타납니다. 밀가루 음식에는 글루텐 단백질이 들어 있는데 소화가
잘 안 되기 때문에 소화 과정에서 장내 가스를 유발합니다. 그래서 배
가 펑펑하게 튀어나오는 복부비만뿐만 아니라 내장지방도 생기기 쉽
습니다.

"그럼 혹시 한 끼는 밀가루 음식으로 때워도 될까요?
스파게티나 피자, 국수 같은 거요."
"밀가루 음식은 먹으면 계속 당길 수밖에 없어요. 다이어트 기간 동안
완전히 끊으셔야 해요."

밀가루 음식은 요리 과정에서 함께 들어간 소금의 나트륨 성분 때문
에 수분이 정체되기 쉽고 부종이 쉽게 유발되어 살이 안 빠지고 오히려
체중을 늘리기도 합니다. 게다가 밀가루 음식은 GI지수(음식물이 소화되

어 혈액 내에서 포도당으로 변화하기까지의 시간을 수치화한 것)가 높기 때문에 혈당을 빨리 올려서 체내 흡수가 빨라지고 공복감이 빨리 오게 돼요. 결국 '먹어도 먹어도 허기가 져요. 배고파요'라고 말하는 분들은 대부분 밀가루 중독인 경우가 많습니다. 도저히 못 참을 때는 GI지수가 낮은 방울토마토나 아몬드 등으로 대체하는 것이 좋습니다. 밀가루 음식만 끊어도 뱃살이 빨리 들어가고, 부종도 빠지고 안색도 맑아지게 됩니다.

"내년에 임신을 하고 싶은데요. 잘되겠지요?"
"지금의 과체중 상태보다는 정상 체중으로 만드셔야 임신이 더 잘 될 거예요. 올해는 꼭 다이어트 성공해서 임신합시다."

자궁습담체질은 자궁에도 노폐물인 습담이 많이 있다는 뜻입니다. 그런 노폐물이 수정란의 착상을 방해할 수 있고, 산모도 임신 중에 과체중으로 더 힘들 수 있습니다. 일반적으로 정상 체중인 여성이 임신을 하면 임신 막달에 보통 10~12kg 정도 체중이 증가하는데, 자궁습담체질의 과체중 여성은 보통 15~20kg 정도 체중이 늘어납니다. 이로 인해서 임신 20주 이후 고혈압, 부종, 단백뇨 등의 임신 중독증에 걸리기 쉽습니다. 임신 말기에는 붓기도 잘 생겨서 임신 막달에 코끼리 다리처럼 부종으로 고생하는 경우도 많습니다. 출산 후에도 붓기가 잘 안 빠져서 그대로 산후 비만으로 이어지기 쉬운 체질입니다. 산후 비만이 걱정된다면 임신 전부터 미리미리 관리해야 합니다.

"설마 요요는 안 오겠죠?"

"다이어트 하는 사람의 약 95%는 요요가 올 수 있어요. 요요가 오지 않도록 하는 방법은 자신의 생활을 조금씩 바꾸는 '느린 다이어트'예요."

"네. 저도 몸에 무리가 되지 않으니 다이어트 할 만해요."

"목표 체중에 도달하게 되면 지금 한약 3팩씩 먹는 것을 1팩으로 줄일 거예요. 그러면서 결국 한약을 끊고도 체중을 유지할 수 있게 될 테니 걱정하지 마세요."

자궁습담체질을 바꾸는 자궁체질 다이어트를 하게 되면 요요가 최대한 안 오게 할 수 있습니다. 요요를 막는 또 한 가지는, 중간에 단 1회라도 과식하지 않는 것입니다. 한 번 과식을 하게 되면 위가 늘어나서 배고픔을 더 심하게 느끼기 때문에 식욕 억제를 못해서 또다시 폭식을 하고 결국 다이어트를 포기하는 경우가 많습니다.

마지막으로 한 가지 당부하고 싶은 말은 우리 몸은 항상 예전 체중으로 돌아가고 싶어 한다는 것입니다. 지금 10~15kg을 감량한다고 하더라도 우리 몸이 기억하는 과거의 대사 패턴으로 돌아가고 싶어 합니다. '단 거 먹자' '더 먹자' 하고 뇌에서 악마의 속삭임을 자꾸 보낼 거예요. 이런 유혹을 무시하고 최소 3~6개월은 감량된 체중을 유지해야 요요가 오지 않고 원하는 몸무게 상태로 살 수 있습니다.

중년의 복부비만 - 45세 여성

"저는 밥만 먹는데 살이 쪄요. 간식은 거의 안 해요."

"반찬은 무엇으로 드세요?"

"한식이지요. 나물 반찬도 많이 먹고요. 20대 때와 똑같이 먹는데 살이 쪄요."

"20대 때와 똑같이 먹는 것이 문제입니다."

40대 중년의 비만은 기초대사량이 줄어드는 것이 원인이 됩니다. 생명유지에 필요한 에너지원이 줄어들기 때문에 쓰고 남은 열량이 많아져서 체지방을 모두 태우지 못하고 쌓아두는 것이지요. 즉 20~30대 때 먹던 것과 똑같이 먹게 되면 살이 더 찐다는 말이고, 습담이 더 잘 쌓이는 체질로 변한다는 말입니다. 예전과 똑같이 먹으려면 그만큼 활동량을 늘려야 하는데, 사실 중년이 되면 활동량이 줄고 운동으로 소모하는 에너지가 현저히 줄어들게 됩니다. 그래서 사실 중년의 다이어트는 쉽지 않습니다. 살을 빼겠다고 식사량을 줄이면 저혈당 상태가 쉽게 오기 때문에 다이어트를 시도했다가도 중도에 포기하는 경우가 많은 것입니다.

"그러면 어떻게 해요? 운동하기는 정말 싫어요."

"일단 탄수화물 섭취를 줄이고 단백질과 식이섬유의 섭취를 늘리세요. 운동으로 에너지를 태우기 힘들다면 자궁 다이어트 한약으로 기초대사량을 높여줘야 해요.

하지만 운동하는 시간을 조금씩이라도 늘려서 습관화해야 합니다."

중년에는 입맛이 떨어져서 어떤 음식도 맛을 잘 못 느끼게 됩니다. 그러다 보니 단맛이 많이 당기게 되는데 이 또한 지방으로 축적됩니다. 게다가 30세 이후에는 근육량이 점차 줄어들기 때문에 지방을 잘 태우지 못하게 됩니다. 그래서 단백질 섭취를 통해서 부족해진 근육을 보충해줘야 하고, 유산소 운동보다 근력 운동이 더 필요합니다. 40대 중후반이 되면 문제는 더 심각해지지요. 여성호르몬의 분비가 줄어들면서 지방분해가 잘되지 않아 더 쉽게 살이 찝니다. 한마디로 나는 그대로 나인 거 같은데 몸은 예전의 내가 아니라는 것이지요.

"식사는 어떻게 하세요?"
"집에서 간단히 때우기도 하고, 모임에 가면 제가 제일 빨리 먹는 편이에요."

혼자 식사를 하는 주부들인 경우 한 끼 때운다는 생각으로 반찬 한두 개만 놓고 5분 이내로 식사를 빨리 마치는 경우가 많습니다. 혹은 20~30대 젊은 여성들도 혼자 밥을 먹는 경우가 많은데 식사에 집중하기보다는 핸드폰 보면서 밥을 먹기 때문에 포만감을 덜 느끼기도 합니다. 식사를 할 때는 20~30분 여유를 갖고 천천히 집중해서 먹어야 포만감은 더 느끼고 배고픔은 덜 느낄 수 있습니다.

"근데 왜 이렇게 배만 볼록 찔까요?"
"나이가 들면서 복부의 근육이 약해지니 복부에 지방을 채우는 공간이 많아져서 복부비만이 되기 쉽습니다."

중년이 되면 마른 여성들도 올챙이처럼 배는 뽈록하고 팔다리는 가늘게 변하는 경우가 많습니다. 대사되고 남은 지방은 모두 복부 공간에

251

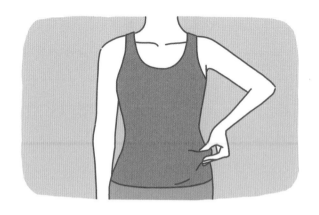

가서 쌓이고 근육량이 줄어들게 되니 엉덩이살과 팔다리살이 빠져서 볼품없어지는 것이지요. 문제는 이처럼 복부에 내장지방이 많이 쌓이게 되면 당뇨병, 고혈압, 고지혈증 등 각종 성인병의 원인이 됩니다.

습담이 소화를 방해하는
위장질환

위장질환은 우리가 먹는 음식과 떼어놓을 수가 없습니다. 한국 음식은 짜고 매운 음식이 많아서 위장 벽을 자극하기 쉽습니다. 게다가 최근에는 서양음식인 피자, 스파게티, 빵 등의 밀가루 음식이 많이 보편화되면서 위의 크기가 작고 소화액 분비가 많지 않은 한국인들의 위장에 더 부담이 되고 있습니다. 위는 소장에서 영양소가 잘 흡수될 수 있도록 음식물을 잘 소화시키고 살균시켜주는 기능을 합니다. 우리가 먹은 음식물이 위에서 소화되는 시간은 보통 1~2시간, 기름진 음식은

3~4시간 정도 걸려 위장에서 소장으로 넘어갑니다. 위에서 머무는 이 시간을 어떻게 보내느냐에 따라 위장질환에 걸릴 수도 혹은 안 걸릴 수도 있는 것이지요. 특히 과식으로 소화되지 않은 음식물이 위장에서 머무는 시간이 긴 자궁습담체질에게 위장질환이 많이 나타납니다. 우리가 음식을 섭취하는 한 위장병은 피할 수 없는 질환이기 때문에 자궁습담체질은 더 각별한 관리가 필요합니다.

소화불량 - 27세 직장인

"선생님, 저는 항상 속이 그득해요."

"무슨 음식을 주로 먹나요?"

"점심은 회사 밖에서 사 먹는데 일이 바쁠 때는 간단하게 짜장면이나 칼국수 같은 것 많이 먹어요."

자궁습담체질은 자궁에 습담인 노폐물이 많다는 의미인데 위장에도 습담이 많습니다. 위장에 습담이 많으면 위장 근육이 잘 늘어나요. 즉, 풍선처럼 위장에 음식을 넣을 공간을 많이 만들어요. 그래서 배가 부른데도, 소화가 안 된 음식이 위장에 그득하게 남아 있는데도 계속 음식을 먹을 수 있어서 과식이나 폭식을 하기 쉽습니다. 소화액의 분비가 적거나 위장운동이 약한 것이 아닌데 식욕이 왕성하고 식사량이 많다 보니 소화를 제대로 못 시키는 거죠. 그런데 이런 자궁습담체질이 습담이 많이 생기는 밀가루 음식을 먹으면 위장에 습담이 더 쌓여서 위장운동까지 저하시킵니다. 위장의 습담이 오래되면 습담이 뭉치면서 단단한

'담적(痰積)'을 만들어 결국 만성 위장병으로 소화불량, 속쓰림, 구역감, 복통 등을 일으킵니다.

"맞아요. 선생님 제가 스트레스 받으면 과식하는 게 문제예요. 저녁에 퇴근한 후나 주말 되면 한 주의 스트레스를 풀려고 먹게 돼요."
"일단 위장병을 고치기 위해서는 과식이나 폭식은 꼭 피하셔야 해요."

요즘 직장인은 직장인대로, 주부는 주부대로, 학생은 학생대로 스트레스가 많지요. 문제는 스트레스를 운동이나 문화생활로 풀지 않고 먹는 것으로 푸는 사람들이 있습니다. 스트레스를 받으면 교감신경이 긴장해서 식욕이 증가되는데, 이때 음식물을 먹고 나면 부교감신경이 작용해서 짜증과 흥분이 안정되고 마음이 편안해집니다. 하지만 이런 과식과 폭식이 반복되거나 습관화되면 위장에 습담이 과도하게 쌓이면서 위장벽에 염증 반응을 일으켜 위염, 위궤양 등의 위장질환을 일으킵니다.

어떤 사람들은 조금만 먹어도 답답하고 배가 아픈데 자궁습담체질은 체해도 잘 먹는 체질입니다. 약간 거북할 뿐이지 많이 힘들지 않거든요. 그래서 복부비만이 생기기 쉽습니다. 이런 분들은 보통 '체했어요, 배 아파요'라고 표현하기보다는 '속이 답답해요' 정도로 가볍게 표현하는 경우가 많습니다.

"맞아요. 제가 속이 답답하니까 항상 탄산음료를 달고 살아요."
"그러면 좀 나아지나요?"
"아니요. 트림할 때만 잠깐 시원한 거 같다가 또 음식 먹으면 더부룩하니까 계속 먹게 돼요."

"맞아요. 일시적으로 뚫린 거 같지만 탄산음료가 위장 벽을 더 자극할 수 있어요."

한국 사람들은 습관적으로 고기류나 밀가루 음식을 먹을 때 탄산음료와 함께 먹는 습관이 있습니다. 이럴 때 탄산음료를 먹는 것은 과연 도움이 될까요? 트림이 나오면 시원하고 속이 뻥 뚫린다고요? 트림은 음료 속에 들어 있는 탄산가스가 위벽을 자극해서 일시적으로 위장 운동력을 높이기 때문에 기저부에 고여 있던 가스가 위쪽으로 분출되는 것인데요. 일시적으로 그득했던 속이 뚫리는 듯한 느낌은 받을 수 있지만, 탄산가스와 위산이 위벽을 더 자극하여 염증 상태를 더 악화시키고 위장의 정상적인 소화력을 방해할 수 있습니다.

게다가 습관적으로 탄산음료를 마시면 위의 분문부의 식도 괄약근의 조이는 힘이 약해져서 위산이 식도 부위를 타고 올라가게 됩니다. 식도 점막은 위 점막과 달라서 위산으로부터 점막을 보호하는 점액질이 없기 때문에 위산이 역류하면 식도 점막을 손상시켜 타는 듯한 통증을 느끼게 되는데, 이게 바로 '역류성 식도염'입니다. 탄산음료가 결국 역류성 식도염을 일으키는 원인도 될 수가 있습니다. 게다가 탄산음료 속에 들어있는 과당이 오히려 위장에서 소화가 되지 않고 더 더부룩하게 만들 수 있으므로 습관적인 음식물 섭취는 피하는 것이 좋습니다.

"저는 스트레스 받으면 소화가 안 되고 배가 아플 때도 있어요."

"위장은 스트레스와 연관이 상당히 많은 장기입니다."

화가 나거나 긴장할 때는 교감신경이 긴장해서 위산 분비를 촉진시키고 위장운동을 증가시켜 소화력이 좋아지고, 슬프거나 우울하거나 두려움을 느낄 때는 그 반대가 되어 소화력이 떨어지게 됩니다. 우리가 흔히 화가 날 때는 속이 쓰리고, 걱정거리가 많을 때는 밥맛이 떨어진다고 하잖아요. 바로 이런 원리 때문입니다.

"원장님, 제 배 위에 보면 동그란 덩어리가 만져지는데, 혹시 암은 아니겠지요?"

"위 내시경 언제 하셨어요?"

"6개월 전에요. 표재성 위염만 조금 있다고 별거 아니라고 했어요."

"배 위쪽에 만져지는 게 있다고 다 위암은 아니에요.

습담이 뭉쳐서 담적이 되면 복부 겉으로 만져지는데, 이게 바로

위장병이 오래되었다는 표시입니다."

자궁습담체질의 위장병을 가지고 있는 분들은 대부분 윗배가 불룩하게 나와 있습니다. 살이 쪄서 나온 것이 아니라 위장 부위가 항상 그득하게 올라와 있는 것이지요. 특히 중완혈(中脘穴) 부위를 만져보면 백 원짜리 동전 크기부터 아기 주먹만 한 크기로 뭉쳐 있는 경우가 흔히 보입니다. 중완혈은 명치와 배꼽의 정중앙에 위치하는데, 이 혈자리를 눌러서 통증이 심하다면 위장질환을 의심해볼 수 있습니다. 또한 이 부위를 자주 눌러주면 막힌 습담을 풀어주기 때문에 위장질환에 도움이 됩니다.

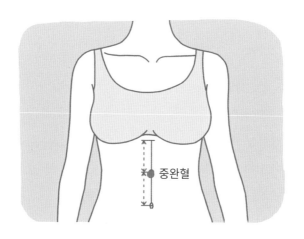

중완혈

부종

　여성들이 아마 가장 싫어하는 것이 바로 부종일 텐데요. 부종은 조직에 수분이 과도하게 축적된 상태입니다. 우리 몸 어디에든지 생길 수가 있습니다. 특히 얼굴, 손, 발, 다리와 같은 데 부종이 생기는 국소부종도 있지만, 온몸에 나타나는 전신부종도 있습니다. 이러한 부종은 비위 기능이 약해서 음식물의 노폐물인 습담을 제대로 처리할 능력이 없는 자궁습담체질에서 자주 나타납니다. 그래서 비위 기능을 보강하면서 위장 속의 노폐물과 수분을 소변이나 땀으로 배출하여 치료해야 합니다.

　내가 자궁습담체질 즉, 부종체질인지 알 수 있는 방법이 있습니다. 바로 혀를 보는 것인데요. 혓바닥을 자세히 보면 담담한 홍색에 백태가 살짝 얇게 끼어 있는 것이 정상입니다. 백태가 두껍게 끼어 있다면 습담이 있다는 표시로 봐도 좋습니다.

257

스트레스와 수면장애 – 42세 여성

"원장님, 3달 전부터 얼굴이랑 손발이 많이 부어요."

"검사는 해보셨어요?"

"네. 신장이랑 신장 검사 모두 해보았는데, 모두 정상이라고 하네요. 어찌해야 할지 모르겠어요."

단골 환자였는데, 예전보다 얼굴이 동글동글해진 것이 붓기가 보였습니다. 얼굴이 붉고 눈빛이 우울한 것으로 보아 그동안 무언가 정신적 변화가 있어 보였습니다.

"최근에 무슨 일 있었나요? 정신적으로 충격을 받았다거나 스트레스가 많았다거나?"

"아들이 사춘기가 와서 스트레스가 많았어요."

"스트레스로 인해서도 부종이 생길 수 있습니다."

"아… 정말요?"

자궁습담체질은 노폐물인 습담이 몸에 쌓여 있기 때문에 스트레스로 기운의 흐름을 막으면 수분이 정체되어 부종을 유발하게 됩니다. 또한 스트레스 호르몬인 코티졸이 분비되어 체외로 배출되어야 할 염분과 수분의 배출을 막고 재흡수가 일어나기 때문에 부종이 발생합니다.

"잠은 잘 주무세요?"

"아니요. 밤에 더 정신이 말똥말똥해져서 새벽 2~3시경 잠이 드는 거 같아요."

"에고, 너무 늦게 주무시면 부종이 더 심해질 수 있습니다."

이런 급작스러운 스트레스로 일시적인 수면장애가 오는 경우가 있습니다. 이 생각 저 생각으로 잠이 못 드는 건데요. 억지로라도 수면시간을 앞당기도록 노력해야 합니다. 보통 12시가 넘어서 잠이 들면 다음 날 붓기가 더 심해질 수 있으므로 12시 이전에 꼭 수면을 취하는 것이 좋습니다. 이런 경우에는 순환을 막는 스트레스를 풀어주고 자궁습담 체질 개선을 위해 습담의 원활한 배출을 도와주면 붓기가 하루가 다르게 빠지고 몸이 가벼워집니다.

출산 후 부종 - 33세 여성

"원장님, 산후 보약 지으러 왔어요.

임신 전 57kg이었다가 막달에 73kg이었는데, 오늘 출산 후 5일째인데 74kg이에요. 오히려 체중이 늘었어요. 산후 보약에 붓기 빼는 약을 넣을 수 있을까요?"

"○○씨는 원래 자궁습담체질이잖아요. 출산 후 바로 오기를 잘하셨어요. 출산 후 붓기는 한 달 이내에 빠지지 않으면 산후 비만으로 이어질 수 있습니다."

결혼 전 단골로 내원하던 환자였는데, 자궁습담체질로 위장질환을 치료받았던 분이었습니다. 그 당시 제가 산후 부종과 산후 비만 관리를 잘해야 한다고 말했던 것이 기억이 났나봅니다. 자궁습담체질이면서 기혈이 허약한 체질은 출산 후 기혈의 소모로 붓기가 많이 나타납니다. 정상적으로 약간의 부종이 생길 수는 있지만 심한 붓기는 기혈이 허약하다는 증거이며, 붓기 때문에 산후 회복도 더 더디집니다. 그래서 산후 부종에는 붓기 빼는 약을 쓰는 게 아니라 기혈을 돋우면서 어혈을 풀어주는 약재를 쓰면 기운이 회복되면서 붓기가 빠지고 산후 회복이 빨라집니다.

"산후 부종 때문에 친정엄마가 가물치랑 호박즙을 해주신다는데 한약이랑 같이 먹어도 되나요?"
"출산 후 1~2주 간은 자궁 내 남아 있는 어혈 찌꺼기를 빼주는 것이 가장 중요합니다."

출산 후 붓기에 가물치가 좋은지, 호박즙이 좋은지 묻는 경우가 많습니다. 이 시기에 생기는 붓기는 억지로 이뇨를 시켜준다고 빠지는 것이 아니라 자궁 내 어혈이 사라져야만 그 후에 붓기가 자연스럽게 빠지는 것입니다. 또한 가물치는 성질이 차기 때문에 몸이 냉한 여성은 몸이 더 차가워질 수 있습니다. 호박이 부종 해소에는 좋으나 지금처럼 자궁습담체질인 경우에는 노폐물과 어혈의 배출을 방해하기 때문에 산후 부종이 더 안 빠질 수 있습니다. 만약 이런 음식을 먹고 싶다면 어혈이 빠진 한 달 후에 먹는 것이 좋습니다.

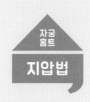

자궁습담을 제거해주는 중완혈

노폐물이 위장에 쌓이면 식욕이 더 많아져서 살이 잘 찌고, 근육이나 관절에 쌓이면 어깨 결림, 등 통증, 다리 통증, 관절통이 심해지고, 몸이 항상 무거울 뿐만 아니라 피곤함을 느끼게 되는데요. 자궁습담체질의 노폐물을 풀어주는 데 도움이 되는 혈자리는 중완혈(中脘穴)입니다. 중완혈은 위장 치료의 중심이 되는 혈자리이면서, 노폐물인 습담을 변화시켜 에너지화시켜주는 효능이 있습니다. 중완혈을 눌렀을 때 단단하게 뭉쳐 있거나 통증을 심하게 느끼는 분들은 이 혈을 자주 자극하여 풀어주는 것이 좋습니다.

중완혈의 위치

중완혈은 배꼽과 명치의 중간 부위에 있는 혈입니다.

중완혈 지압하는 방법

- 손의 2, 3, 4번째 손가락을 모아서 지그시 깊게 누릅니다.
- 누른 상태에서 시계 방향으로 돌리거나, 위에서 아래로 내리듯이 해도 좋습니다.
- 숨을 내쉬면서 3~5초 깊게 누른 후 숨을 들이쉬면서 손을 천천히 뗍니다.
- 1일 30~50회 해주는 것이 좋습니다.

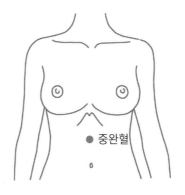

● 중완혈

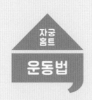

노폐물을 배출시키는 전신 복부 운동(플랭크)

자궁습담체질은 노폐물을 땀으로 배출시키는 방법이 제일 효과적입니다. 게다가 체지방량이 많고 근육량이 적기 때문에 복근뿐만 아니라 코어 근육이 약화되어 있습니다. 그래서 유산소 운동을 한 것과 같은 효과를 내면서 코어 근육을 강화시킬 수 있는 플랭크 운동법을 추천합니다. 간단한 운동처럼 보이지만 팔뚝근육, 가슴근육, 복근, 엉덩이근육, 허벅지근육, 정강이근육까지 전신 근육 속의 습담과 피하지방을 태우는 데 효과적입니다.

전신 복부 운동(플랭크) 방법

- 손목과 팔꿈치가 땅에 닿도록 엎드립니다.
- 발목을 세우고 몸을 바닥과 평행이 되도록 합니다.
- 어깨는 바닥과 수직이 되도록 합니다.
- 허리가 아래로 처지지 않도록 합니다.
- 엉덩이가 아래로 처지지 않도록 합니다.
- 매일 밤 잠자기 전 하는 것이 좋습니다.
- 1회 20~30초 버티기와 10초 쉬기를 1세트로 하여 하루 3세트씩 하는 것이 좋습니다.
- 버티기를 최소 5초부터 시작하여 점차 늘리는 것이 효과적입니다.

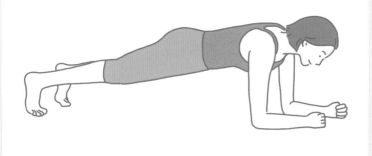

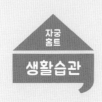

운동으로 땀을 빼고 스트레스를 관리하라

운동으로 땀을 자주 빼줘라

자궁냉체질, 자궁혈허체질, 자궁건조체질인 경우 땀을 빼면 기운이 없고 어지러울 수 있으나, 자궁습담체질은 쌓인 노폐물(습담)을 땀으로 자주 빼주면 몸이 가벼워지면서 근육통이 좋아지는 것을 느낄 수 있습니다. 평소 일주일에 2~3회 빨리 걷기, 뛰기 등의 유산소 운동이나 근력 운동으로 땀을 빼주는 것이 가장 좋습니다. 만약 여건이 되지 않는다면 사우나를 통해서라도 땀을 빼주는 것이 좋습니다.

스트레스를 관리하라

자궁습담체질은 많이 먹어도 소화력이 좋아서 불편감을 별로 느끼지 못하는데요. 특히 스트레스를 받으면 코티솔 호르몬 분비가 과다해지면서 식욕조절 호르몬(렙틴, 그렐린)의 불균형으로 식욕이 잘 조절되지 않아 과식, 폭식 그리고 야식을 하기 쉽습니다. 평소 문화생활이나 사교활동 등으로 스트레스를 관리해 식사량이 불규칙해지는 것을 예방해야 합니다. 그러나 스트레스를 풀기 위해 모임을 나가더라도 분위기에 휩쓸려 기껏 잘 지켜온 식사습관을 망치지 않도록 주의하시기 바랍니다.

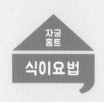

밀가루를 피하고 천천히, 그리고 담백한 맛과 매운맛을 먹어라

밀가루 음식을 피하라

자궁습담체질의 습담은 섭취하는 음식의 영향을 많이 받습니다. 그중에서도 특히 빵, 라면, 피자, 스파게티, 국수류 등의 밀가루 음식은 소화된 후에 노폐물이 습담으로 쌓이게 되어 몸속에 지방 형태로 축적되기 쉽습니다. 또한 GI 수치가 높아 배고픔이 더 빨리 찾아오기 때문에 노폐물을 배출하기도 전에 또다시 밀가루 음식을 찾게 되어 과식과 폭식을 피할 수 없습니다. 중독성이 있어서 하루아침에 끊기는 어렵지만, 지금이라도 조금씩 줄여나가야 습담이 더 쌓이는 것을 예방할 수 있습니다.

천천히 먹는 습관을 가져라

습담이 쌓이게 하는 식습관으로는 바로 빨리 먹는 습관을 들 수 있습니다. 특히 혼자서 밥을 먹거나 아이를 키우는 엄마들은 식사를 여유 있게 하기 어려운 경우가 많은데요. '한 끼 때운다'는 생각으로 식사를 하다 보니 5~10분 내로 식사를 끝내는 경우가 많습니다. 충분히 씹지 않고 삼키면 소화를 제대로 시키지 못하여 노폐물을 더 많이 만들게 됩니다. 게다가 우리가 음식을 먹으면 소장과 지방세포에서 식욕을 억제하는 렙틴을 분비하게 되는데, 이 호르몬이 뇌의 포만중추를 자극하여 배가 부르다는 느낌을 받는 데까지 걸리는 시간이 약 20~30분 정도 됩니다. 즉, 이보다 빨리 먹게 되면 배가 부르다는 느낌을 받지 못하기 때문에 과식할 수밖에 없는 것입니다. 꼭꼭 씹어서 음식을 천천히 먹는 식습관이 바로 노폐물인 습담이 쌓이지 않게 하는 방법입니다.

노폐물을 소변으로 배출시켜주는 담백한 맛

담백한 맛은 흔히 콩이나 두부가 가지고 있는 담백한 맛, 수박이 가지고 있는 담담한 물맛을 떠올리면 됩니다. 하지만 간장, 고추장, 된장 등의 장류와 고춧가루, 소금을 쓰는 한국 음식의 특성상 담백한 맛의 음식을 찾기가 쉽지 않습니다. 한의학적으로 담백한 맛은 몸속에 있는 노폐물(습담)을 소변으로 배출시켜주는 이뇨 작용을 합니다. 또한, '이규(利竅)'의 효능이 있는데, 우리 몸의 눈, 코, 입, 귀, 요도, 항문을 뜻하는 9개의 구멍이 잘 통하도록 한다는 말입니다. 습담으로 병이 있는 사람은 음식을 싱겁게 먹으면 도움이 됩니다.

지방을 분해하고 노폐물을 땀으로 배출시켜주는 매운맛

매운맛은 지방을 분해해주고 노폐물을 땀으로 배출시켜주는 효과가 있어서 살이 잘 찌기 쉬운 자궁습담체질에 도움이 됩니다. 그러나 자극적인 매운맛을 너무 많이 먹으면 식욕을 촉진시키기 때문에 과식할 수 있으므로 주의해야 합니다. 즉, 살이 잘 찌기 쉬운 자궁습담체질의 여성은 매운맛으로 노폐물을 흩어놓고 담백한 맛으로 이뇨 작용을 하게 되면 몸속 노폐물을 제거하는 데 아주 좋습니다.

좋은 채소
생강, 아욱, 무, 배추, 죽순, 근대, 표고버섯, 해조류(김, 미역, 다시마), 피망, 파프리카

좋은 곡식
율무, 현미, 콩류(팥, 강낭콩, 완두콩, 흑태, 서목태, 서리태, 쥐눈이콩 등)

좋은 과일
토마토, 바나나

좋은 육류, 해산물
잉어, 복어

나쁜 음식
모든 육류
모든 밀가루 음식(빵, 라면, 피자, 스파게티, 국수, 냉면, 과자 등)
술은 포도주 외엔 금물

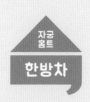

자궁습담체질에 좋은 제습차 (除濕茶)

율무

율무(의이인)의 성질은 시원하고 약간 단맛과 담담한 맛을 가지고 있는데요. 몸에서 노폐물을 배출시키는 효과가 탁월합니다. 그리고 곡류 중에서 단백질이 현미보다 2배 정도로 풍부한 게 율무인데요. 식이섬유도 풍부해 포만감을 주고 식욕을 억제하는 호르몬인 렙틴의 분비를 촉진시켜주기 때문에 식사량 조절에 도움이 됩니다. 또한 노폐물을 소변으로 배출시켜주는 효능이 있기 때문에 잘 붓거나 다이어트를 하고자 할 때 율무를 추천합니다.

뽕나무 가지

뽕나무는 잎부터 뿌리까지 각각 모두 약재로 쓰일 정도로 효용 가치가 많은 나무입니다. 그중에서 뽕나무 잔가지를 말린 것을 상지(桑枝)라고 하는데요. 노폐물인 습담을 소변으로 배출시켜주는 효능이 있어서 자궁습담체질의 체중 감소와 붓기 제거에 좋은 약재입니다. 상지 추출물은 비정상적인 지방의 축적을 막아주고 지질의 과잉 흡수를 억제해주기 때문에 다이어트뿐만 아니라 성인병 예방에 효과가 있다고 알려져 있습니다.

주요 효능

비장의 습담으로 인한 **부종과 만성 피로감**
위장의 습담을 인한 **비만과 과체중**
흉부 습담으로 인한 **입 마름, 갈증과 배고픔**
하체 습담으로 인한 **하지부종**
관절 습담으로 인한 **관절부종과 관절통**
혈관 속 콜레스테롤로 인한 **고지혈증**

율무와 뽕나무 가지를 이용한 '제습차' 만드는 방법

- 물 2L에 율무 30g과 뽕나무 가지 10g을 넣고 펄펄 끓이다가 약한 불로 1시간 정도 은근히 끓입니다.
- 따뜻하게 하여 하루 3~5번(약 100cc) 마시면 좋습니다.

주의 사항

- 소화가 잘되지 않는 사람은 복통과 설사를 유발할 수 있으므로 주의하세요.
- 자궁냉체질, 자궁혈허체질, 자궁건조체질의 피부가 건조하고 땀이 많지 않은 체질은 주의해야 합니다.
- 신체가 허약하거나 마른 사람은 복용을 피하세요.
- 변비가 있는 경우 대장의 수분까지 배출시키므로 변비가 더 심해질 수 있습니다.
- 임산부는 태아에게 안 좋은 영향이 있을 수 있으니 피하세요.

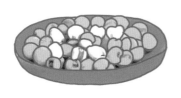

단백질과 식이섬유가 풍부하고
노폐물 배출효과가 좋은
율무도 다이어트에 좋다.

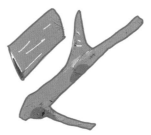

뽕나무 가지는 자궁습담체질의
체중 감소와 붓기 제거에 좋다.

8
자궁건조체질

재생력을 키워야 하는
주름과 피부 건조

여자라면 얼굴 피부나 주름에 신경이 쓰이는 건 당연합니다. 한동안 다리미로 얼굴 주름 펴는 것을 연출한 광고도 화제였었죠. 우리나라 여성들의 나이대별 피부고민을 보면 20~30대에는 여드름과 칙칙한 피부 톤, 30~40대에는 건조한 피부, 탄력 저하, 50~60대에는 주름을 꼽습니다. 그중에서 건조한 피부, 탄력 저하, 주름이 잘 생기는 체질은 자궁건조체질인데요. 재생력이 떨어지기 때문에 피부노화가 가장 빨리 진행되는 체질입니다. 노화라는 것은 사실 우리가 피할 수 없는 과정입니다. 하지만 한번 녹이 쓴 쇠는 다시 돌이킬 수 없는 것처럼, 녹슬기 전에, 노화가 되기 전부터 피부를 관리해야 합니다.

얼굴의 피부세포는 표피의 기저층에서 새로운 세포가 형성된 후 성장해서 각질층의 죽은 세포가 되어 떨어져 나가는 것을 반복하게 됩니다. 이것을 '재생 주기'라고 하는데, 정상적인 피부의 재생주기는 약 한 달 정도입니다. 그런데 자궁건조체질은 피부 진피층과 표피층의 혈액순환 저하와 수분 부족으로 재생능력이 떨어지기 때문에 재생주기가 정상 속도보다 느려지는 것이지요.

즉, 피부가 얇고 수분과 콜라겐이 부족하기 때문에 눈 주변에 잔주름이 생기기 쉽습니다. 여기서 더 진행되면 팔자주름과 같은 깊은 표정주름도 생기고 목주름도 생깁니다. 나이가 들면서 자연스럽게 주름이 생기는 것을 피할 수는 없지만 같은 나이대에 비해서 잔주름이 많고 탄력이 떨어진다면 자궁건조체질을 의심해보아야 합니다.

출산과 건조한 피부 - 35세 주부

"출산하고 나서 얼굴 피부가 얇아지고 축축 처지면서 탄력이 하나도 없어요.
직장에 복귀를 해야 하는데 이대로는 안 되겠어요."
"그런 변화는 대부분 출산 이후 여성들의 공통된 고민이에요."

출산이라는 것이 여성에게는 크나큰 신체적, 정신적 쇼크나 다름없습니다. 임신 중 산모의 영양분이 모두 아이에게 가게 되고, 출산 후에는 자궁의 혈액이 급격히 소모되면서 엄마에게 있던 영양분과 혈액이 모두 빠져나가게 됩니다. 출산 후 산후조리를 제대로 하지 못하면 피부도 원래대로 회복되지 않아 '이제 나도 아줌마 다 됐네' 싶을 정도로 얼굴형이 변하게 됩니다. 예전의 탱글탱글했던 얼굴은 사라지고 거울 속엔 칙칙하고 푸석푸석하면서 탄력이 떨어진 왠지 낯선 사람이 보이는 것이지요.

　

"피부가 너무 건조해서 화장이 계속 들뜨는데 이것도 치료가 가능할까요?"

"촉촉한 피부와 생기 있는 피부를 갖고 싶으신 거지요?"

"네, 맞아요. 회사에서 아무래도 젊은 사람들과 경쟁해야 하니까요."

"출산 후에 월경량도 많이 줄었나요?"

"네. 반 정도는 줄은 거 같아요."

"보통 월경량이 줄어드는 속도와 피부가 건조해지는 속도가 비슷하게 진행이 됩니다. 자궁건조체질을 바꿔서 자궁에 혈액을 충분하게 보충해주면 월경량이 늘면서 자연스럽게 얼굴 피부가 촉촉해질 거예요."

　

자궁건조체질 여성은 혈액을 포함한 체액이 부족한 체질입니다. 출산 후 월경량이 줄어들고 얼굴 피부에 영양을 줘야 할 혈액과 수분도 부족해집니다. 자연히 얼굴 피부가 푸석푸석해지면서 건조해지고 생기 없는 피부가 되는 것이지요. 아무리 좋은 크림을 발라도 그때뿐 이고, 좋은 시술을 받아도 그때뿐입니다. 건조해진 자궁을 촉촉하게 바꿔서 자연스럽게 얼굴피부까지 촉촉하게 해주는 자궁체질 개선이 필요한 것이지요.

　

"보통 여성들이 몇 살 때부터 피부에 신경을 쓰나요?

제가 너무 유난을 떠는 건 아닌지….”

“빠르면 빠를수록 좋습니다.”

30대 초반 혹은 출산 후부터 적극적으로 신경을 쓰셔야 합니다. 20대에는 보통 피부 관리라는 단어가 그렇게까지 눈에 들어오지도 귀에 들리지도 않을 겁니다. 여성 신체의 노화는 20대 중반부터 시작되어서 피부의 탄력을 유지하는 콜라겐과 히알루론산이 줄어드니 진피층이 점차 얇아지게 됩니다. 한마디로 피부에 수분이 줄어들고 탄력이 떨어지는 것이지요. 그런데 보통 우리가 이런 피부의 변화를 느낄 때쯤은 30대 초중반부터입니다. ‘피부가 건조해졌네’ ‘탄력이 떨어졌네’ ‘피부 상처가 재생이 잘 안 되네’라는 느낌이 듭니다. 그 후 40대부터는 피부를 탱탱하게 지탱해주는 얼굴 근육량이 줄어들게 됩니다. 그래서 통통하던 앞볼과 뺨의 볼살이 줄어들게 되는 것이지요. 예전엔 얼굴이 입체적으로 탱글탱글했다면 40대부터는 볼륨감이 사라지면서 얼굴이 납작해지고 편평해지면서 ‘얼굴이 커졌다’는 느낌이 들게 됩니다.

“회사 복귀하면 스트레스가 많을 텐데 걱정이에요.”

“스트레스 받으면 뭐가 드시고 싶으세요?”

“전 긴장하거나 스트레스 받으면 커피부터 생각나요.”

“그죠? 스트레스도 문제지만 커피도 큰 문제예요.”

현대인들 중에 스트레스가 없는 사람은 없을 거예요. 스트레스 받거나 혹은 긴장하는 상태가 되면 우리 몸에서 스트레스 호르몬인 코티졸이 많이 분비되죠. 이 호르몬은 콜라겐의 합성을 줄이기 때문에 피부탄력이 당연히 떨어지게 됩니다. 그리고 문제는 이처럼 스트레스 받을 때 진한 커피 한 잔, 시원한 탄산음료 같은 걸 찾게 되는데요. 이런 음료들은 이뇨 작용이 있어요. 가뜩이나 자궁건조체질인 여성의 몸이 더 건조해지는 것이지요. 피부를 위해서는 카페인 음료, 커피는 최대한 줄이고 그 대신 물과 과일즙을 마셔야 좋습니다.

또한 겨울철에 더욱 조심해야 합니다. 차가운 칼바람과 실내 난방이 피부를 더 건조하게 하여 당기는 느낌이 들 수 있습니다. 이럴 때 찬바람은 될 수 있는 한 피하고 실내 가습에 더욱 신경을 써야 합니다. 겨울철에 생긴 주름은 봄, 여름이 된다고 다시 좋아지지 않습니다. 흡연도 마찬가지로 진피층의 콜라겐 생성을 억제하고 각질층의 수분 함량을 감소시켜 피부를 더 건조하게 만들고 주름을 더 생기게 합니다. 일산화탄소로 인해 피부톤이 탁하고 어두워집니다. 게다가 흡연 시 입술을 모으는 행동이 입술주름을 더 만들기 때문에 얼굴 피부 관리에 신경 쓰는 여성이라면 절대로 흡연은 안 되겠지요.

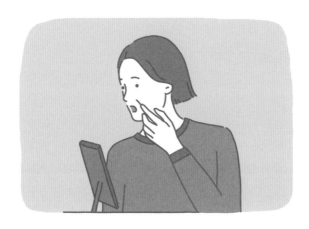

팔자주름, 처지는 피부 - 43세 여성

"최근에 다이어트를 해서 5kg을 뺐어요.
문제는 얼굴살도 빠지면서 팔자주름이 깊어졌어요."
"얼굴을 탄력 있게 잡아주던 얼굴 지방이 빠지고 광대근육과 뺨근육도
빠지면서 팔자주름을 깊게 만들었네요. 가장 큰 문제가 뺨근육이에요.
뺨 부위는 푹 꺼지고 턱살은 탄력 없이 처져버린 게 문제입니다."
"아, 그래서 얼굴이 사나워 보이는군요."
"네 맞아요. 갑자기 다이어트를 하게 되면 얼굴의 근육과 지방도 함께
빠지기 때문에 얼굴형이 바뀌게 됩니다. 자궁건조체질을 개선하는 한
약 치료와 함께 동안침 시술을 같이 하는 것이 좋습니다."
"침으로 주름을 없앨 수 있나요?"

동안침은 침을 이용한 미용시술 방법입니다. 약 100개 이상의 피부
전용 침을 이용해서 얼굴 전체의 경혈에 침을 놓는 방법이에요. 얼굴
전체의 혈류순환을 촉진시킬 뿐만 아니라 피부의 진피층과 피하지방층
을 지속적으로 자극하여 콜라겐과 엘라스틴의 형성을 도와줍니다. 주
름이 심한 단계에서는 피부 겉에서 자극을 주는 동안침 시술을 함께 받
는 것이 좋습니다.

"그럼 이마주름, 눈가주름, 볼주름도 좋아져요?"
"그럼요. 동안침 시술이 얼굴 전체적으로 들어가기 때문에 피부탄력
뿐만 아니라 표정주름에 효과적이고 안색도 맑아질 거예요."

최근 미국과 유럽에서도 미용침에 관한 관심이 많아지고 있습니다. 서양의학적인 수술요법, 각종 주사요법, 각종 레이져 치료법으로 인한 부작용 발생 위험에 비해서 동양의학의 미용침 시술은 부작용이 전혀 없으면서 자연스러운 효과를 낼 수 있다는 장점이 있기 때문이지요.

"운동하는 건 피부에 좋은 거죠? 요즘 골프하고 있는데…."
"아이고, 골프는 건조하고 탄력 없는 피부에 가장 피해야 할 운동이에요. 보통 야외에서 약 5시간 동안 햇빛을 쐬고 바람을 맞기 때문에 피부가 더 건조해질 수 있어요."
"네?"

보통 운동은 전신 혈류순환에 도움이 되지만, 자궁건조체질은 야외에서 하는 골프, 등산, 자전거, 테니스 등의 운동은 주의해야 합니다. 왜냐하면 바로 '피부의 적'이라 할 수 있는 자외선 때문입니다. 자외선은 피부의 콜라겐과 엘라스틴을 변화시켜 피부의 탄력성을 떨어뜨리고 주름뿐만 아니라 주근깨나 기미 등 피부의 노화를 촉진시킵니다. 특히 야외에서 햇빛을 많이 봐야 하는 직업을 가진 분들의 얼굴을 보면 피부의 각질층이 두꺼워지고 깊은 주름이 생긴 것을 자주 볼 수 있습니다. 따라서 운동은 가능한 한 실내 운동을 하는 것이 좋습니다. 그리고 외출했을 때 수시로 자외선 차단제를 발라주고, 집에 돌아와서는 진정팩으로 얼굴 피부의 온도를 내리고 수분 보충을 해주는 게 좋습니다.
보통 피부가 좋은 게 그 어떤 미모의 요건보다 중요하다고들 하죠.

그러나 어떤 한 문제만 없애주는 관리보다 중요한 것은 피부에 근본적으로 영향을 주는 속건강을 되살려서 피부가 본래 갖고 있던 생기를 되찾는 것입니다. 그래야 관리할 때뿐 지나고 나면 다시 나빠지는 피부가 아니라 기초가 튼튼한 피부를 가질 수 있습니다. 피부의 아름다움은 자궁의 건강에서 나온다는 사실을 꼭 기억하세요.

점막 재생이 관건인
위축성 질염

폐경 후 여성에게는 정신적, 신체적으로 많은 변화가 생기게 됩니다. 갱년기 증상으로 상열감, 발한, 부종, 각종 관절질환뿐만 아니라 비뇨생식기의 위축 증상이 생기게 됩니다. 갱년기 증상 중에 많은 여성들이 말 못할 고통을 받고 있는 질환으로 위축성 질염이 있습니다. 미국가정의학회(AAFP)의 자료에 의하면, 폐경 후 여성의 40% 이상이 위축성 질염 증상이 있다고 합니다. 폐경으로 인한 상실감도 이만저만이 아닌데 위축성 질염까지 생기니 더욱더 고통스러울 수밖에 없습니다.

한의학적으로는 '간신음허(肝腎陰虛)'를 원인으로 보는데요. 음액(陰液)이라고 할 수 있는 혈액, 진액, 수분이 부족해서 질 점막을 보호할 수 없는 자궁건조체질에서 많이 보이는 증상입니다. 질 점막 보호와 재생을 여성호르몬 측면에서 보기보다는 혈액, 진액, 수분 보충의 측면에서 본다면 근본적인 해결을 할 수 있습니다.

위축성 질염(질 분비물, 냄새) - 51세 여성

"폐경하기 전에도 질염 치료를 자주 받았어요.

1년 전 친구들과 온천여행 다녀온 이후로 갑자기 생긴 누런 냉과 악취, 쓰라림과 화끈거림으로 치료받았어요. 지금 균은 없어졌다는데 아직도 너무 화끈거려요. 평생 낫지 않을까 봐 걱정입니다."

50세 전후의 여성들이 이런 증상을 호소하면서 폐경 후 위축성 질염을 치료받으러 오는 경우가 많습니다. 역시나 자궁 8체질 검사 결과 자궁건조체질, 자궁혈허체질로 결과가 나왔습니다. 한마디로 혈액과 진액, 수분이 부족한 상태라는 것입니다.

"위축성 질염으로 진단받으셨지요? 그동안 어떤 치료를 받으셨나요?"
"처음엔 항생제를 먹었는데, 분비물과 냄새는 줄었는데, 화끈거림과 따끔거림이 더 이상 좋아지지 않았어요.

그 뒤엔 여성호르몬이 부족하다고 해서 여성호르몬제도 먹어보고 호르몬 크림도 발라보았어요. 약간 좋아지는 거 같더니 끊으니까 다시 심해지네요. 여성호르몬제가 암 유발한다는 이야기를 많이 들어서 더 이상 먹고 싶지 않아요. 마지막이라는 심정으로 원장님을 찾아왔어요."

여성호르몬은 질 점막을 촉촉하게 유지해주면서 질 내 PH 4.5 전후의 정상 산도를 유지하여 병원균으로부터의 감염을 막아주는 역할을 합니다. 하지만 폐경기를 거치면서 난소에서 분비되는 여성호르몬이 급격하게 저하되면 질 내 상피조직과 질 입구 점막의 조직들도 얇아지고 질 내 산도가 깨지기 쉬운 환경으로 바뀌어버립니다. 그러다 보니 사우나, 목욕탕, 찜질방, 수영장 등에서 병원균에 쉽게 감염되어 세균성 질염이 잘 발생합니다. 게다가 회복도 잘되지 않기 때문에 질염성 분비물과 함께 냄새, 가려움, 화끈거림, 따가움, 통증을 유발하는 것이지요.

폐경 후 위축성 질염을 치료할 때 여성호르몬 부족을 원인으로 보고 '여성호르몬을 보충해줘야 한다'라는 생각으로 접근하면 여성호르몬제 복용과 호르몬 크림 사용밖에는 방법이 없고 치료의 한계가 있습니다. 이럴 때 여성호르몬을 늘려주는 것만이 답은 아닙니다. 한의학적인 관점에서 '자궁의 혈액, 진액, 수분을 보충해 점막을 재생해야 한다'라고 보면 근본적으로 해결이 가능합니다. 질 내 염증성 환경을 바꾸어주고 질 내벽과 질 입구 점막을 튼튼하게 재생해주면 호르몬을 늘리지 않고도 위축성 질염을 치료할 수 있습니다.

2달 치료 후 냄새나는 질 분비물도 줄어들고 질 입구 점막도 거의 회복되고 있을 즈음, 주말을 지나 월요일에 내원한 환자는 다시 심각한 표정이었습니다.

"원장님, 저 치료가 안 되려나 봐요. 90% 좋아졌었는데 다시 증상이 심해졌어요."

"주말에 무슨 일 있었나요?"

"이제 면역력 올리려고 집 거실에 있는 자전거를 탔어요."

"아이구, 그걸 잘못하셨네요.

질 입구 점막이 예민해져 있는데 자전거를 타면 그 부위가 자전거 안장에 닿게 돼요. 그 상태에서 계속 움직이니까 다시 질 입구 점막이 헐 수 밖에 없지요.

앞으로는 자전거 타면 안 됩니다."

"에고, 그럴 줄두 모르고, 괜한 걱정만 했네요."

"네. 지금 증상은 일주일 후면 다시 원상태로 회복시킬 수 있어요. 앞으로 자전거는 절대 타지 말고, 걷기나 스트레칭 위주로 운동하는 것이 좋습니다."

그 후로 환자는 빠르게 회복되어 치료를 마침내 완료하였습니다. 자궁건조체질이면서 위축성 질염을 앓고 계신 분이라면 자전거나 승마, 놀이기구 등은 피하는 게 좋습니다.

위축성 질염(따가움, 화끈거림, 쓰라림) - 53세 여성

"2년 전 위축성 질염 진단을 받았어요.
질 안이 너무 건조해서 음부와 질이 말려 들어가는 거 같아요.
걸을 때도 건조하고 쓰라려서 걸을 수가 없어요."

"염증이 문제가 아니라 점막 재생이 중요해요."

위축성 질염은 질 분비물을 동반하기도 하지만, 분비물 없이 질 입구가 따갑고 화끈거리는 경우도 있습니다. 폐경 후에는 자궁의 혈이 마르면서 질 내와 질 주변에 영양공급을 해주던 혈액, 진액, 수분이 모두 부

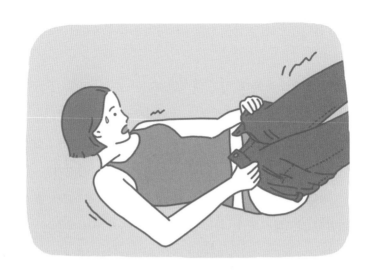

족해지게 됩니다. 한마디로 피부 한 겹이 벗겨진 것과 같습니다. 얼마나 쓰라리고 화끈거리고 아프겠습니까. 이럴 때는 염증이 문제가 아니라 점막 재생이 관건입니다. 한의학에서는 자궁에 혈액을 공급시키고 피부와 점막의 재생력을 높여주는 치료를 하게 됩니다. 이런 분들은 꽉 끼는 바지 대신 품이 넓은 바지를 입고, 속옷도 면으로 된 것으로 헐렁하게 입어야 합니다.

폐경 후 성교통 - 51세 여성

"저희는 젊어서도 부부관계를 자주하는 편은 아니었어요. 2~3달에 한 번 정도.

원래도 애액이 많은 체질은 아니었는데, 1년 전 폐경 후에는 점점 더 애액이 줄어들고 성교통도 생겨서 이제 부부관계를 그만해야 하나 고민이 됩니다. 저희 남편은 저와 동갑인데 아직 왕성하거든요."

한 회사의 대표를 맡고 있는 분이었습니다. 요즘 50세 여성은 과거 40대에 해당할 정도로 신체적로나 정신적으로 상당히 건강한 편입니다. 이렇게 젊고 활동적인 여성에게 폐경 후 난소의 노화로 성관계를 할 수 없다고 말하기에는 좀 억울한 상황이었습니다. 갱년기가 되면 안면홍조, 상열감 등의 증상뿐만 아니라 자궁과 질의 위축으로 질점막이 얇아지면서 건조해지게 됩니다. 질 내를 촉촉하게 유지해주는 정상 분비물이 감소할 뿐만 아니라 성적인 흥분 시 분비되는 애액도 감소하게 됩니다.

"지금 환자분은 2가지 문제가 있어요.

하나는 폐경이라는 문제이고, 또 다른 하나는 부부관계를 자주 하지 않는 것이 문제입니다."

"폐경이랑 성관계가 관계가 있다고요?"

폐경 후에 질 안이 건조해지면서 성교통이 시작될 가능성이 많다는 사실을 모르는 여성들이 많습니다. 50세 폐경 전후로 부부관계 고민 때문에 필자를 찾는 분들이 많습니다. 폐경 후 약 4~5년 이내에 폐경 여성의 3분의 1에서 나타납니다. 60세가 되면 거의 많은 수에서 애액 분비가 되지 않아 성관계를 중단하는 경우가 많습니다. 외모적으로 정신적으로 건강을 유지하고 있는데도 불구하고 이처럼 자궁의 노화로 부부관계가 힘들다면 상당히 슬픈 일이지요.

"그럼 내가 벌써 노년기에 들어가게 되는 건가요?

지금도 사업 때문에 너무 바쁘고 젊은 사람 못지않은 일을 해내고 있는데 내 자궁은 노년기로 들어간다니 너무 당황스럽네요."

"인간의 수명은 90세까지 연장되었는데, 여성의 폐경 연령이 늦추어지지는 않았어요. 만약 지금 치료를 받지 않으면, 남은 40년을 부부관계 없이 살아야 할 수도 있습니다."

"그런데요, 원장님. 저희는 부부관계를 자주 안 했어요. 그러면 질이 더 건강해야 되는 거 아닌가요?"

이런 질문도 많이 받습니다. 젊을 때 부부관계를 자주 안 하면 그만큼 보존되어 나이 들면 더 좋을 거라고 생각하는 분들이 대부분입니다. 하지만 성기능은 성관계를 자주 할수록 더 좋아지고, 안 하면 안 할수록 감퇴하게 됩니다. 여성들은 성욕이 떨어지고, 흥분도가 떨어지고, 애액이 줄어들게 됩니다. 남성들도 마찬가지로 성욕이 떨어지고 발기력, 강직도, 지속시간이 모두 약화됩니다. 실제로 임상에서 파트너가 없거나, 주말부부, 혹은 해외거주 등으로 인하여 수 개월에서 수 년 동안 성관계를 하지 않는 여성 중에 성기능이 급격히 감퇴되는 경우가 많았습니다.

"그럼, 저는 앞으로 평생 부부관계를 못하는 건가요?"

"지금 폐경기에 딱 잘 오셨어요. 지금부터 자궁 관리를 잘하면 앞으로 계속 부부관계를 잘 하실 수 있습니다."

이 여성은 앞으로 성관계를 할 것이냐, 안 할 것이냐의 기로에 서 있습니다. 부부가 동시에 성기능이 저하되면 별문제가 없습니다. 하지만 대부분 여성은 50세 전후에 성기능이 떨어지는데, 남편은 왕성하여 70세까지 부부관계를 하고자 한다면, 여기서부터 문제가 발생하게 됩니다. 일부 여성들은 폐경 이후에도 왕성한 성욕을 유지하는 경우가 있으나, 대부분의 여성은 신체적으로 출산을 마치고 나면 모유수유, 육아, 그리고 폐경과 함께 성기능이 점차 떨어집니다. 마치 아이를 낳고 돌보는 일이 여자의 숙명인 듯이 말입니다. 그러나 자궁 관리를 통해 이 흐름을 조금 늦출 수 있으니 너무 빨리 포기하지 않았으면 합니다.

반복된 염증으로 인한
요도증후군

여성들의 말 못할 질환 중에 요도증후군이 있습니다. 방광염이나 요도염은 소변검사 상 염증 반응이 있는 질환인 데 반해서 요도증후군은 세균이 검출되지 않는 질환으로 '요도통증증후군'이라고도 합니다. 빈뇨, 급박뇨, 잔뇨감, 요선 감소, 요속 감소 등의 배뇨 증상과 아랫배 통증을 느끼게 됩니다. 예전에는 폐경 후 여성에게 많이 나타나서 '노인성 요도염'이라고 불리기도 했는데요. 30~50대 여성이 주로 걸리지만 20대에도 종종 요도증후군을 겪기도 합니다. 한마디로 요도점막이 예민해진 것으로, 거품 목욕 성분이나 향수 제품의 자극에 대한 알레르기 반응, 탐폰의 사용, 과다한 질 세척도 원인이 될 수 있습니다. 요도증후군은 한의학적으로 점막이 예민한 자궁건조체질에서 많이 발생하는데요. 요로계 점막의 재생과 회복을 위한 혈액, 점액, 수분 보충을 통해 치료할 수 있습니다.

잦은 방광염 치료 후 - 25세 여성

"소변볼 때마다 요도 끝이 화끈거리면서 아파요. 평소 가만히 있어도 요도 끝이 간질간질거려 직장 생활을 하기 어려워요."

"병원에서 검사해보셨어요?"

"네 그럼요. 비뇨기과도 2군데 다녀보고 대학병원도 가봤어요. 아무리 검사를 해봐도 방광염도 아니고 요도염도 아니래요. 병원에서는 세균이 검출되지 않는 요도증후군이기 때문에 항생제를 줄 수 없다면서 제가 너무 예민한 게 아니냐고 하네요. 저는 어떻게 해야 하나요?"

"예전에 방광염이나 요도염 치료를 받은 적 있으세요?"

"네. 2~3년 전부터 방광염이 계속 생겨서 항생제로 치료받곤 했었어요."

"방광염이나 요도염을 앓고 난 후에 요도증후군이 오는 경우가 많습니다."

이처럼 방광염이나 요도염으로 항생제를 많이 먹은 후에 세균은 없어졌으나 요도의 불편감을 호소하면서 요도증후군으로 내원하는 여성들이 많습니다. 이런 경우 자궁건조체질에서 많이 발생하는데요. 요도점막의 반복되는 염증으로 한 번 손상된 점막의 보호층이 회복되지 않고 예민해지면서 증상이 계속 반복되는 것입니다. 요도점막이 예민해져 소변볼 때마다 괴로움과 불편감을 겪게 되고, 아랫배가 뻐근하거나 성관계 후에 더 심해질 수 있습니다. 요도점막이 예민한 상태인데 성관계 시 마찰로 자극되니 더 나빠질 수밖에 없는 거죠. 요도점막의 보호성분이 없는 상태라서 일단 2주 동안은 어느 정도 호전이 될 때까지는 자극을 주지 않는 것이 좋습니다. 자궁건조체질의 점막 보호성분이 부족해서 생긴 것이기 때문에 한의학적으로 점막의 재생력을 높여주면 서서히 회복됩니다.

과도한 청결 - 38세 여성

"저는 청결한 스타일이라서 자주 씻는데 왜 이런지 모르겠어요."
"얼마나 자주 씻으세요?"
"아침에 출근하기 전에 1회, 저녁 샤워 때 1회, 자다가 불편하면 또 1회."
"에고, 스스로 증상을 더 악화시키셨네요."
"네? 청결이 중요한 거 아닌가요?"

요도 끝이 항상 불편하다고 느껴지니 따뜻한 물이나 뜨거운 물로 자주 씻고 싶겠지만 이런 경우 요도증후군이 더 예민해질 수 있습니다. 씻을 때만 잠깐 시원한 느낌이 들 뿐, 요도점막의 보호성분이 제거되어 더 예민해질 수 있으므로 최대한 물이 닿지 않는 게 좋습니다. 청결제나 기타 세정제는 더 자극이 될 수 있으므로 절대로 사용해서는 안 됩니다. 미지근한 물로 하루 1회 가볍게 씻어내는 정도면 충분합니다.

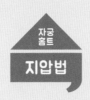

피부와 점막을 재생시켜주는 조해혈

자궁건조체질의 피부와 점막의 영양과 보습을 도와 촉촉하게 재생을 시켜주는 조해혈(照海穴)을 소개하고자 합니다. 조해혈은 자궁과 신장의 음혈을 보강하여 건조한 곳을 촉촉하게 도와주는 효능이 있습니다. 조해혈을 눌렀을 때 통증이 심하다면 자궁의 혈이 마른 상태입니다. 이 혈자리를 자주 지압하면 자궁뿐만 아니라 점막과 피부까지도 촉촉하게 하는 데 도움이 됩니다.

조해혈의 위치
조해혈은 안쪽 복숭아뼈 중심선 아래에 오목하게 들어간 자리입니다.

조해혈 지압하는 방법
- 앉아서 발바닥을 서로 마주 붙여서 안쪽 복사뼈가 위로 올라가게 자세를 취합니다.
- 양손의 엄지손가락을 세워 양쪽의 조해혈을 30초 정도 눌렀다가 뗍니다.
- 혹은 엄지손가락으로 원을 그리듯이 지그시 돌리면서 마사지합니다.
- 1일 30~50회 해주는 것이 좋습니다.

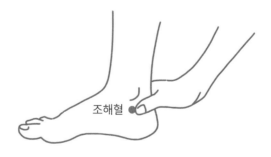

조해혈

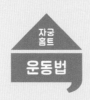

점액 분비를 촉진시키는 골반 들고 조이기(케겔 운동)

우리의 오장육부를 떠받치고 있는 골반바닥근육은 노화, 출산, 유산, 자궁수술 등으로 인하여 약화됩니다. 이 근육이 약해져 아래로 처지면 오장육부뿐만 아니라, 구강-위-장-항문으로 연결되는 소화기 점막, 코-기관지-폐로 연결되는 호흡기 점막, 질과 요도 부위의 비뇨생식기 점막에서 점액이 제대로 생산, 분비되지 않습니다. 이때 점액이 가장 부족해지는 부위가 바로 구강, 코, 질, 요도입니다. 이런 경우 골반바닥근육을 강화시켜 점액의 생성과 분비를 촉진시킬 수 있는 골반 들고 조이기(케겔 운동)를 추천합니다.

골반 들고 조이기(케겔 운동) 방법

- 팔을 양쪽 옆으로 내리고 편하게 눕습니다.
- 엉덩이를 위로 들고 항문을 조이면서 숨을 들이마십니다.
- 엉덩이를 아래로 내리고 항문을 풀면서 숨을 내쉽니다.
- 올라갈 때는 숨을 들이마시고, 내려올 때는 숨을 내쉽니다.
- 1회 15회/ 1일 3세트 하는 것이 좋습니다.
- 무릎이 발끝보다 앞으로 나가지 않도록 주의해주세요.

피해야 할 운동

- 골프, 등산, 자전거, 테니스 등의 야외운동
- 워터파크, 수영장의 물놀이, 수영

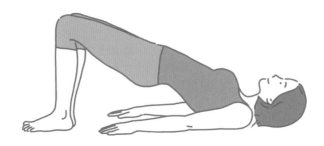

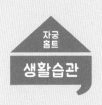

자주 씻지 말고 야외 운동을 조심하라

점막 보호를 위해 자주 씻지 말 것

자궁건조체질 여성은 질점막이나 요도점막이 마르면서 예민해질 수 있는데 이러한 불편감이 있을 때 많은 여성은 자주 씻어서 해결하려고 합니다. 하지만 점막에 너무 물이 자주 닿게 되면 정상 보호성분까지 씻겨나가서 더 건조해지고 더 예민해질 수 있습니다. 1일 1회 미지근한 물로 가볍게 씻는 것 외에는 최대한 물이 닿지 않도록 하는 것이 좋습니다. 간혹 비데나 물티슈, 여성청결제를 과도하게 사용하는 경우 증상을 악화시킬 수 있으므로 주의해야 합니다.

야외 운동보다는 실내 운동으로

자궁건조체질은 햇빛을 많이 보는 골프, 등산, 자전거, 테니스 등의 야외 운동은 주의해야 합니다. 바로 피부의 탄력성을 떨어뜨리고 피부를 건조하게 만드는 자외선 때문인데요. 가능한 한 야외 운동보다는 요가, 필라테스 등 실내 운동을 추천합니다. 야외 활동 시에는 반드시 자외선 차단제를 수시로 바르고, 햇빛을 많이 쐰 날은 일단 얼굴의 열을 빨리 내리기 위해서 시원한 물에 세안을 하거나 진정팩으로 수분을 보충해주는 것이 도움이 됩니다.

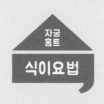

지방과 수분을 섭취하고 신맛을 먹어라

점액 분비를 위해 적당량의 지방을 섭취하라

우리 몸의 점막은 점액을 분비하여 외부물질로부터 점막을 보호하고 침입에 대항하는 역할을 합니다. 이런 점액이 마르지 않게 하기 위해서는 포화지방산과 불포화지방산을 꾸준히 섭취해야 합니다. 오리고기나 돼지고기 등의 육류뿐만 아니라 불포화지방산이 풍부한 고등어, 꽁치, 삼치 등의 등푸른 생선, 참깨, 들깨, 해바라기씨, 견과류 등을 꾸준히 섭취하는 것이 좋습니다. 특히 오메가-3가 풍부한 불포화지방산은 중성지방의 수치를 감소시키고 세포의 손상을 회복시키는 데 도움이 됩니다. 다만, 마가린이나 쇼트닝 등의 가공유와 바삭바삭하고 고소한 맛을 내는 빵, 과자, 라면, 치킨, 튀김, 패스트푸드 등에 들어 있는 트랜스 지방산은 반드시 피해야 합니다.

세포의 생존을 위해서 수분섭취를 충분히 하라

우리 몸에서 수분이 차지하는 비율은 약 70% 정도입니다. 체내 수분을 적정하게 유지하여야 세포의 생존능력을 더 높일 수 있습니다. 자궁건조체질은 수분이 부족하기 때문에 하루 섭취 권장량은 맞추도록 노력해야 합니다. 세계보건기구(WHO)에서 제시한 하루 섭취 권장량은 '자신의 체중×30~33ml'입니다. 즉 60kg의 여성이라면 최소 1800ml의 물이 필요하다는 것이지요. 차가운 물보다는 소화흡수가 잘되는 미지근한 물을 1시간 간격으로 조금씩 자주 먹는 것이 좋습니다.

점액 생성을 돕고 손상된 점막을 보호하는 신맛을 먹어라

신맛, 시큼한 맛, 새콤한 맛을 생각하면 어떤가요? 생각만으로도 혹은 보기만 해도 입안에 침이 고이지요? 신맛은 우리 몸의 분비샘을 자극합니다. 입안 침샘을 자극해서 침이 고이게 만들고 위장에서는 소화액의 분비를 촉진시키는 것뿐만 아니라 우리 몸을 촉촉하게 해주는 점액을 생성하는 데 도움이 되는 맛입니다. 또한 수렴 작용이 있어 손상된 점막이 빨리 재생되도록 도와주기 때문에 자궁건조체질에 꼭 필요한 맛입니다.

신맛을 내는 유기산

신맛이 나는 것은 유기산 성분 때문인데요. 보통 식초 속의 초산, 요쿠르트 속의 젖산, 귤이나 레몬 속의 구연산, 사과 속의 사과산 등입니다. 신맛을 적당량 먹으면 근육 속의 피로물질을 분해하여 근육을 풀어주지만 너무 많이 먹으면 수렴 작용이 강해지면서 근육이 더 단단해지고 긴장되어 잘 움직이지 않을 수 있으므로 주의하는 것이 좋습니다.

점액을 말리는 쓴맛과 매운맛을 피하라

쓴맛은 '고조습'이라 하여 습기를 말려주는 효능이 있는데, 노폐물뿐만 아니라 우리 몸속을 촉촉하게 해주는 점액까지도 말릴 수 있어서 점막 세포의 재생능력을 방해할 수 있습니다. 매운맛은 '신산(辛散)'이라 하여 발산시켜 흩어지게 하는 효능이 있습니다. 혈관을 확장시키고 혈액순환을 촉진시켜 몸속의 노폐물뿐만 아니라 점액까지도 배출시킬 수 있기 때문에 주의해야 합니다.

좋은 채소
참깨, 들깨, 가지, 알로에, 당근, 고구마, 마, 고춧잎

좋은 과일
귤, 오렌지, 자두, 앵두, 유자, 살구, 석류, 복분자, 오미자, 체리, 베리류 (블루베리, 라즈베리, 블랙베리, 아사이베리, 크랜베리 등), 호두, 잣, 땅콩, 아몬드, 말린 대추

좋은 육류, 해산물
소고기, 대구, 해삼, 미꾸라지, 다시마, 미역, 등푸른 생선(연어, 고등어, 꽁치, 삼치, 참치)

나쁜 음식
몸 속 수분을 배출하는 커피와 주스류
쓴맛이 나는 생 채소류
모든 종류의 술

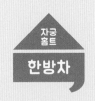

자궁건조체질에 좋은 재생차(再生茶)

구기자

《동의보감》에 보면 '간과 신장의 음기를 보하고 힘줄과 뼈를 튼튼하게 하며, 정기를 보하고 얼굴빛을 젊어지게 하고 흰머리를 검게 하고 눈을 밝게 하며, 정신을 안정시키고 오래 살게 한다'라고 기록되어 있는데요. 혈액뿐만 아니라 진액과 수분을 보충해주기 때문에 노화되고 손상된 세포의 재생과 회복에 좋은 효과를 볼 수 있습니다.

오미자

오미자는 《동의보감》에 '오미자는 따뜻하고 신맛이 난다. 허약으로 인하여 몹시 여윈 것을 보하고 눈을 밝게 하며 신(腎)을 따뜻하게 하여 양기를 세게 한다. 또한 오랫동안 먹으면 피부가 맑아진다'라고 기록되어 있습니다. 오미자는 위로는 폐, 아래로는 신장, 밖으로는 피부, 안으로는 장기의 음기를 보해주는 효능이 탁월합니다.

주요 효능

자궁내막의 약화로 인한 **월경량 감소와 월경불순, 난임**
비뇨생식기의 점막 약화로 인한 **위축성 질염, 요도증후군, 성교통, 성기능 장애**
신장의 음기 허약으로 인한 **성욕 감퇴, 성감 감퇴**
피부의 진액과 수분 부족으로 인한 **건조한 피부, 탄력 저하, 주름**
폐의 허약으로 인한 **기침, 기관지염, 천식, 마른 기침**
눈의 건조로 인한 **안구 건조, 눈의 피로, 시력 저하**
뇌신경 기능의 허약으로 인한 **기억력 감퇴와 집중력 감퇴**
수분 부족으로 인한 **갈증과 입 마름**

구기자와 오미자를 이용한 '재생차' 만드는 방법

- 물 2L에 구기자 30g과 오미자 10g을 넣고 펄펄 끓이다가 약한 불로 1시간 정도 은근히 끓입니다.
- 따뜻하게 하여 하루 3번(약 100cc) 마시면 좋습니다.

주의 사항

성질이 차기 때문에 자궁냉체질 여성은 맞지 않습니다.
비위 기능이 허약한 경우 복통, 설사, 소화불량이 생길 수 있으므로 주의하세요.
위산과다로 인한 위궤양이나 역류성 식도염이 있는 분은 주의하세요.

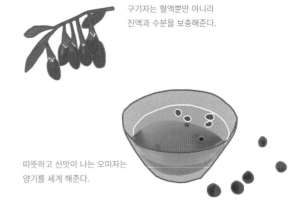

구기자는 혈액뿐만 아니라
진액과 수분을 보충해준다.

따뜻하고 신맛이 나는 오미자는
양기를 세게 해준다.

좀처럼 낫지 않더라도
아직 포기하지 마세요

필자의 한의원을 찾아오는 환자들 중에는 특히 필자를 붙잡고 펑펑 우는 분들이 많습니다. 그동안 누구에게도 말하기 힘들었던 '말 못할 고민'을 마음껏 풀어놓을 수 있어서인가 봅니다. 어떤 땐 들어준 것만으로도 감사하다고 하는 분들도 있습니다. 이분들의 이야기를 듣다 보면 저도 함께 눈물을 보이기도 합니다.

수많은 여성 환자들이 질병을 치료하기 위해 필자를 찾아오지만, 사실 그 질병은 어찌 보면 그녀가 살아온 발자취입니다. 삶 속의 크고 작은 일들, 스트레스, 습관 등이 현재 이런 질병을 만든 것이니까요. 그녀들이 한바탕 울고 간 자리에서 때로는 인생에 대한 숙연함마저 들 때도 있습니다. 왜 이렇게 한국에 사는 여성의 삶이란 힘든 것인지….

그렇게 눈물과 함께한 저와의 첫 만남 이후 자궁체질 개선으로 증상이 호전되고 인생의 막혔던 부분이 풀려 다시 환한 미소를 되찾은 환자들을 볼 때면 시들던 꽃이 다시 생기를 되찾은 것처럼 무한히 감사한 마음이 듭니다. '아 내가 자궁체질 개선 치료법을 개발하길 잘했구나' 하는 뿌듯한 마음도 듭니다.

지금이라도 늦은 것이 아닙니다. 잦은 재발로 괴로웠던 여성들, 남들에게 말하기 부끄러워 말 못하고 숨겨온 여성들, 자신의 수많은 질환의 근본 원인을 몰라 포기했던 여성들, 여기저기 병원을 수없이 돌아다녔던 여성들, 좋다는 건강기능식품은 다 먹어본 여성들, 자신의 체질을 개선해보고 싶은 여성들에게 희망을 드리고 싶습니다.

오늘부터 시작해도 자신의 건강했던 자궁 상태로 리셋될 수 있습니다. 결과가 있으면 원인이 있고, 근본적인 원인을 잘 치유하면 그동안 경험해보지 못한 좋은 결과가 몸으로 나타나게 되어 있습니다. 또한 지금 앓고 있는 질환뿐만 아니라 아직 발생하지 않은 다른 질환들까지도 예방할 수 있습니다. 자궁 하나를 바꿔 몸 전체가 바뀌는 경험을 해보시기 바랍니다.

그리고 이 책에서 소개한 여러 가지 방법들을 꾸준히 시도해보셨으면 합니다. 며칠 해보고 나아졌다고 해서 다시 예전 습관으로 돌아가지 말고 몇 개월간 지속해 진짜 자신의 습관으로 만드시길 바랍니다. 한번 몸의 밸런스가 잡히면 그후부터는 웬만해선 흔들림 없이 자신의 건강 상태를 유지할 수 있습니다.

'여성 한의사로서 같은 여성들을 위해 무엇을 좀 더 할 수 있을까?' 제가 평소 책상 앞에 써두고 자주 생각해보는 문장입니다. 필자는 앞으로도 지속적인 연구와 임상으로 여성들에게 도움이 되는 한의사가 되고 싶습니다. 무엇보다 한의원을 찾아오지 않아도 실생활에서 좀더 쉽게 적용할 수 있는 건강법을 개발해 널리 알리고 싶습니다.

이 한 권의 책이 나오기까지 많은 분들의 도움이 있었습니다. 기획 제안을 해주시고 집필 과정에서 많은 도움을 주신 위즈덤하우스 출판사 관계자 여러분과 집필 기간 동안 옆에서 여러모로 격려해주고 배려해준 가족에게 감사의 마음을 전합니다.

진료실에서
윤후여성한의원장
김윤희 드림

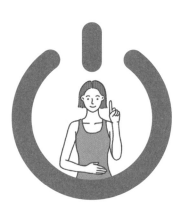

자궁 리셋
여성의 모든 질환은 자궁 때문이다

초판 1쇄 발행 2018년 7월 17일 **초판 8쇄 발행** 2024년 7월 29일

지은이 김윤희
펴낸이 최순영

출판1 본부장 한수미
와이즈 팀장 장보라
디자인 urbook

펴낸곳 ㈜위즈덤하우스 **출판등록** 2000년 5월 23일 제13-1071호
주소 서울특별시 마포구 양화로 19 합정오피스빌딩 17층
전화 02) 2179-5600 **홈페이지** www.wisdomhouse.co.kr

ⓒ 김윤희, 2018
ISBN 979-11-6220-619-5 13510